中醫經穴瑜伽

史上第一本！
結合中醫養生理論×經穴按壓×
瑜伽動作，給你最全面的抗病指南！

邱伯恩、呂友文、黃靖雅、林淑鈴、沈純宜、施品羽、
彰化秀傳暨彰濱秀傳紀念醫院樂活自然療癒中心 著

從症狀到經絡到瑜伽動作到穴道位置一目了然

中醫講經絡，12條經絡各自有循行的路徑，從手指腳趾末端一路沿著深層的肌肉通向連結的臟腑，並同時一路朝筋膜皮膚向外分支並跟其他的經脈聯繫。因為經絡「內連臟腑外絡肢節」的特性，在經絡上的穴道就有診斷跟治療的功能，臟腑的疾病可以透過體表穴道的壓痛提早診斷，透過體表穴道的按壓也可治療臟腑的功能障礙。從中醫的預防醫學養生觀念來說，維持經脈的通暢不僅可以讓氣在肢體運行無阻—通則不痛，又可以使臟腑失調的功能趨向正常。

古時候的華佗五禽戲、氣功八段錦、乃至於太極拳等都可以視為是氣的導引之術，都是透過肢體的活動來暢通經絡的氣機，但它無法告訴你什麼動作通暢什麼經脈，而「經穴瑜伽」是導引之術的新發明，把中醫的經脈運行、穴位治療的觀念跟瑜伽做了完美的結合，整理歸納了12經絡相關的瑜伽動作，從症狀到經絡到瑜伽動作到穴道位置一目了然，是一本值得推薦的好書。

彰化秀傳紀念醫院中醫部部長　呂友文

藉由按壓經穴、瑜伽體位做好身體的日常保養

從《權威醫療團隊寫給妳的懷孕生產書》，《權威醫療團隊寫給妳的坐月子×新生兒照護全攻略》到《權威醫療團隊寫給妳的寶寶安心副食品×病症照護全攻略》，歷時三年多又橫跨疫情，秀傳醫療體系與廣廈出版集團的合作到了第四本。很高興能夠推出各個年齡層都適用的《中醫經穴瑜伽》。終於～有一本是專門為大人所撰寫的了！

現代人總是會有眼壓過高、筋骨痠痛的文明病，不需要懂得經絡方向，總也知道按按這兒揉揉那兒的舒緩祕方，也許是長輩說的，也許是同事教的，中醫的知識與文化就是這麼實在地在日常生活中實踐。

我喜歡這本書，不只是因為裡面有中醫師紮實地說明基礎理論，更因為我可以對照症狀，輕鬆的找出相應的處理方式。身為大腸直腸外科醫師，我可以建議患者多按合谷穴就能緩解便秘；平常則該多按壓心經穴位，讓精神飽滿思路敏捷，好好開刀去。希望各位讀者都可以藉由按壓經穴，或者做做瑜伽來做好日常保養，少來醫院看我喔！

秀傳紀念醫院大腸直腸外科主治醫師　林安仁

用理解中醫經絡瑜伽，讓身、心、靈能更和諧

　　我們的生活每天都用得上中醫，從身體調理、食補藥膳、坐月子、四季養生，從小病到大病，從初生的嬰兒到垂暮之年的長輩都有可能接觸到這個古老的傳統醫學。我認為，中醫不只是一門醫學，更是一門藝術，中醫文化來自在緘默中漫長發展的過程，雖然漫長，但是透過持續著生命與自然的對話，讓這門獨到的功夫流傳自今。

　　世界各地都有自己的傳統醫學，而瑜伽就是一個獨特的存在。瑜伽透過肉體和精神的修持，達到身心和諧統一、強身健體和開發人體潛能，讓身、心、靈能更和諧。還記得在第一次接觸瑜伽課程時，學習到第一堂課稱作「瑜伽呼吸法」，許多的瑜伽練習，都是從調息開始。「瑜伽呼吸法」梵文稱為「Pranayama」，這個字是由「Prana+Ayama」組成，也就是「生命能量的擴張」。透過學習與控制自身的每一個呼吸吐納，能更有效自癒身體。

　　中醫學理論中，對於呼吸吐納也是非常重視，呼吸過程是指人體吸入自然界的清氣，呼出體內濁氣，吐故納新。當呼吸吐納的過程中，會不自主帶動全身氣血循環，進而影響周身五臟六腑，當五臟六腑之氣混濁，人就會感到不暢快，也容易生病，因此古人甚至發明了透過六字訣發音：噓、呵、呼、呬、吹、嘻，吐出臟腑之濁氣，吸納天地之清氣，使人體健康長壽。

　　雖然傳統中醫與瑜伽的起源不同，卻充滿了許多奇妙的共通性與緣分。人體共有十二條經絡，搭配奇經八脈，透過不同行進方向交織，與臟腑乎相聯絡，讓身體能量源源不絕而來。透過瑜伽特定體位法與呼吸法的搭配，並且搭配中醫對經絡的理解，我們會更輕鬆自如的找到對自身全人體身心平衡的方式，並透過人體自癒能力，讓身體盡速恢復平衡運作。

　　最後把我自身在中醫與瑜伽結合的心路歷程分享給每位讀者：瑜伽是尋找生活意義的工具，值得大家去探索與了解；而中醫則是讓您能夠更深入了解自我生活真諦的捷徑。中醫與瑜伽的結合，就是生活。希望大家都可以參考此書，並且透過每日的練習來達到自我成長，持續堅持。或許，活出真實燦爛的自己，就在前方不遠處！

邱伯恩

作者序

經絡瑜伽，幫助伸展筋骨、暢通經絡
許你一個美麗的健康人生

彰濱秀傳醫院成立於2008年，在秀傳醫療體系創辦人黃明和總裁提出的願景之下，以成為中部守護大眾健康的國際級健康園區為己志，彰濱秀傳除了提供全方位的高端優質醫療服務外，在開幕同時也成立了樂活紓壓中心。而樂活自然療癒中心這些年，我們整合了瑜伽、中醫、正念、營養、運動醫學、印度醫學等領域的專家老師，提供給民眾一個紓解身心、預防疾病與健康促進的好去處。

在因緣際會中，我們於多年前自新加坡引進了印度阿育吠陀及瑜伽課程，也同時培養出多位院內同仁成為專業瑜伽老師，同仁於工作之餘發展出瑜伽教學專長，長期教學也帶給院內同仁與社區民眾健康的身心。

瑜伽是深受國民喜愛的運動之一，來自印度的正統瑜伽課程教導我們，瑜伽並不單純只是運動，而是期望透過瑜伽體位法與呼吸法的練習而達到身心合一的目的。因自己體弱總是小病不斷，因此一開始也決定接受瑜伽師資培訓來改善自己的健康，在接受訓練的過程中感受到自己雜亂的念頭逐漸安定下來，並且藉由練習瑜伽的過程，學習好好觀察身體的變化與心靈上的感受，結合呼吸法的練習，慢慢地安定了心念、減輕壓力感，不知不覺中，長期的腰痛問題也逐漸好轉，因此，我很慶幸在工作之餘，因為有了瑜伽的專長，不僅能照顧到自己，同時也利益到他人。

瑜伽的練習除了能提升體能、優化體態，同時也能改善許多病症，包含減輕壓力、舒緩焦慮感、減少炎症的發生、改善睡眠品質、促進心臟健康並改善慢性疼痛等。而樂活紓壓中心更整合了中醫的治療，因此逐漸發展出經絡瑜伽，也促成了本書的撰寫。在此衷心期望能藉由中醫師的經絡分析，並結合老師們瑜伽體位法的引導，帶給大家更多的健康知識，並且跟著做，每天伸展一下筋骨、暢通經絡，讓身體越來越健康！

黃靖雅

以身體為師，安全的瑜伽練習
感受經絡疏通後身體平衡之美

　　身心科社工師背景的我，深知透過醫師專業診療加上適性輔療，可以幫助患者身心優化。在繁忙的生活中，是瑜伽練習為我釋放身體的緊繃、打開呼吸空間並安放情緒。秀傳醫療體系創辦人黃明和總裁及黃靖雅副院長，重視患者治療需求，也積極投入疾病預防、健康促進理念的推動與執行。鼓勵同仁工作之餘投入瑜伽專業學習，於彰濱秀傳醫院內增設舒適空間，邀請民眾進到『樂活自然療癒中心』。導入醫師、心理師、瑜伽師、芳療師之專業，提供各種療癒方法協助前來的民眾樂活身心靈。

　　瑜伽教學已屆十年，期間不乏有學員反應筋骨痠痛、身心功能失調：「明明身體這裡痛、那裡痠，各種不舒服都能清楚描述…，經過專業檢查就是沒有問題!?該怎麼辦呢？」公視戲劇四樓的天堂，天意師父面對身體劇烈疼痛的患者說：『其實我們每一個人身體都有一個結，妳的痛就是在提醒妳』，身體並不是沈默的，唯有我們仔細地聆聽、觀看，才能意識到『我們的身體就像是一座城市，經絡就像公路和河流一樣，要是不通就像塞車，傳遞能量就有問題』。

　　這本書結合了邱伯恩醫師專業且深入淺出的經絡講解，輔以瑜伽伸展及功能運用，目的為使藉由拉伸來刺激體內經絡穴位，透過瑜伽體位自學來緩解經絡阻塞所造成的疑難雜症。

　　經絡瑜伽重視以人的感受為主體，做對瑜伽體位法、療癒身心。因此，每一個瑜伽體位法盡可能清楚地說明體位法功能、動作流程以及常見錯誤，為的是幫助閱讀者能夠以身體為師，安全的瑜伽練習，感受經絡疏通後身體平衡之美。

　　深切期盼這本書能協助正在為身心混沌找解方的您，幫助自己探索身體，看見身體的療癒力量。

林淑鈴

Contents

推薦序　　2
作者序　　3

Part 01

認識「經穴瑜伽」從觀念到對症應用

12　什麼是「經穴瑜伽」？以陰陽劃分的十二經絡、穴位與瑜伽的關係

12　我們身體裡以陰陽劃分共十二條經絡

17　透過經穴瑜伽調整氣的流動，調節全身平衡

18　「經絡」在我們身體裡面究竟是如何運行的呢？

18　人體結構與運行，就是一個小宇宙

20　中醫認為，「經絡」就是連結全身的網絡

21　「經脈」跟「絡脈」會互傳能量

23　十二經絡是將人體臟腑，以「陰經」與「陽經」來區分

24　為什麼要做「經穴瑜伽」好處是什麼？

24　讓身體更容易呼吸，緩解痛症

27　經穴瑜伽完整結合中醫五行及四季養生概念

Part 02

一旦身體十二經絡不通，就會出現各種不適症狀

30　身體的痠痛緊，代表著聯繫著臟腑與陰陽的十二經絡受阻！

30　十二經絡循行在肢體不同部位，一旦路徑不通，就會出現痠、痛、緊的症狀

31　手太陰肺經阻塞，引起【呼吸系統相關疾病】：咳嗽、過敏、容易感冒

33　手陽明大腸經阻塞，引起【頭面腸胃相關疾病】：牙齦咽喉腫痛、便秘

34　手太陰心經阻塞，引起【心臟神經相關疾病】：心悸、胸痛、失眠

36　手太陽小腸經阻塞，引起【五官頸部相關疾病】：聽力差、臉頰浮腫

37　手厥陰心包經阻塞，引起【胸腔心臟相關疾病】：胸悶、心悸

38　手少陽三焦經阻塞，引起【五官咽喉相關疾病】：耳鳴、咽喉腫痛、全身發熱

39 足太陰脾經阻塞，引起【消化系統婦科相關疾病】：胃痛、倦怠、失眠、生理不順

40 足陽明胃經阻塞，引起【五官腸胃相關疾病】：頭痛、眼睛痠、胃痛脹氣

41 足少陰腎經阻塞，引起【泌尿生殖相關疾病】：頻尿、排尿困難、腰痛

42 足太陽膀胱經阻塞，引起【頭頸背腰相關疾病】頭暈、臉浮腫、體虛

43 足厥陰肝經阻塞，引起【小腹肝膽相關疾病】臉色差、胸悶、小便無力

44 足少陽膽經阻塞，引起【頭部身側相關疾病】口苦、頭痛、脇肋神經痛

Part 03

透過「中醫瑜伽對症療法」緩解身體病痛

46 1. 暢通【呼吸系統】緩解過敏強化體質

46 強肺消百病，調理「肺經經穴」暢通肺氣

47 肺經經絡走向與穴位

48 按手太陰肺經 3 大穴位達到提升肺氣疏通經絡的效果 尺澤穴／孔最穴／太淵穴

50 解決呼吸系統問題、免疫力差所造成的不適

50 01 門閂式側彎

51 幫助你暢通肺經，動出最佳免疫力

54 02 雙角式

55 全肺部呼吸的雙角式伸展，提高心肺功能

58 03 站姿樹式側彎

59 肺經及大腸經內外，都會被擴張、被延展

62 2. 暢通【腸胃及頭面五官】達到排毒、緩解便秘美肌效果

62 暢通「大腸經」讓身體徹底排毒

63 大腸經的經絡走向與穴位

64 按壓大腸經 4 大穴道達到排毒、排濕緩解頭面五官的痛症 合谷穴／陽谿穴／手三里穴／曲池穴

66 緩解頭面五官的痛症，達到排毒、排濕的效果

66 04 駱駝式 駱駝式能展開胸口，伸展大腸經

70 05 弓式

71 3. 暢通【心臟神經】遠離所有心腦血管疾病

71 讓氣血更充足，「心經經穴」調理暢通肺氣

72	心經的經絡走向與穴位	
73	按壓心經 5 大穴位告別失眠、心悸與焦慮遠離心血管疾病	
75	少衝穴 / 少府穴 / 神門穴 / 陰郄穴 / 少海穴	
76	06 反轉英雄式	
76	讓身體放鬆、情緒放鬆，緩解身心症	
78	07 坐姿扭轉	
79	08 嬰兒式	
80	4. 暢通【五官頸部】緩解消化不良、聽力差、頭痛、耳鳴	
81	小腸經的經絡走向與穴位	
82	按壓小腸經等 5 大穴緩解消化問題及肩頸痠痛	
	腕骨穴 / 陽谷穴 / 養老穴 / 小海穴 / 天宗穴	
84	暢通小腸經緩解消化問題及肩頸痠痛	
84	09 新月式	
87	促進身體的連結，舒緩背部疼痛	
88	10 魚式	
89	11 金字塔式	
90	5. 暢通【胸腔心臟】緩解胸悶、心悸，不再失眠	
91	心包經的經絡走向與穴位	
92	按壓心包經上的 5 大穴就能緩解胸悶、心悸，一夜好眠	
	天池穴 / 天泉穴 / 曲澤穴 / 勞宮穴 / 內關穴	
94	暢通心包經，告別睡眠障礙	
94	12 桌子式	

95	拉伸到心包經，能幫助消化系統	
98	13 頭頂三角式	
100	14 流動駱駝式	
101	幫助消化系統能夠被刺激跟按摩	
105	6. 暢通【五官咽喉】緩解耳鳴、咽喉腫痛全身發熱	
105	暢通「三焦經經穴」達到調節自律神經、穩定情緒的功效	
106	三焦經的經絡走向與穴位	
107	按壓三焦經的穴位調整體內臟腑機能，達到提升身體免疫力	
	天井穴 / 肩 穴 / 外關穴 / 陽池穴 / 會宗穴	
109	15 燭火練習	
111	16 攤屍式	
115	7. 暢通【消化系統】緩解胃痛、倦怠、失眠	
115	暢通「脾經經穴」緩解食欲差、嘔吐、倦怠	
116	脾經的經絡走向與穴位	
117	按壓脾經上的 6 大穴位，能讓氣血足，達到強健肌肉的效果	
	太白穴 / 公孫穴 / 三陰交穴 / 商丘穴 / 陰陵泉穴 / 血海穴	
119	疏通脾經防病養生、強化免疫力	
119	17 金剛跪姿	
121	18 大身印式	

125　8.　暢通【五官腸胃】緩解頭痛、眼睛痠痛、胃痛脹氣

125　　　調理「胃經經穴」提升胃氣與消化能力

126　　　胃經的經絡走向與穴位

127　　　按胃經 7 大穴位達到提升胃氣疏通經絡的效果
　　　　人迎 / 天樞 / 梁丘 / 犢鼻 / 足三里 / 解谿 / 衝陽

129　　　調和健脾胃，提升胃氣及消化能力

129　　　19 蜥蜴式

130　　　同時通暢胃經與脾經，讓腹腔回正

133　　　20 仰臥英雄式

137　　　21 蝗蟲式〈1〉

138　9.　暢通【泌尿生殖】緩解頻尿、排尿困難、腰痛

138　　　強腎百病消，調理「腎經經穴」暢通腎氣

139　　　腎經的經絡走向與穴位

140　　　強健身體、活力充沛，提升腎氣的 5 大穴位
　　　　肓俞穴 / 陰谷穴 / 復溜穴 / 太谿穴 / 湧泉穴

142　　　提升腎氣，強健身體、活力充沛

142　　　22 貓式伸展

146　　　23 坐姿前彎

147　　　24 坐角式

149　　　25 站姿後仰

150　10.　暢通【頭頸背腰】緩解頭暈、臉浮腫、體虛

150　　　調理「膀胱經經穴」，暢通經絡，讓腰不痠背不痛

151　　　膀胱經的經絡走向與穴位

152　　　按足膀胱經的 6 大穴位，體內濕氣與毒素一次清空
　　　　天柱穴 / 志室穴 / 腎俞穴 / 委中穴 / 崑崙穴 / 京骨穴

155　　　暢通膀胱經，讓身體的濕氣與毒素一次清空！

155　　　26 站姿前彎

157　　　27 蝗蟲式〈2〉

158　　　28 橋式

159　11.　暢通【小腹肝膽】緩解臉色差、胸悶、小便無力

159　　　調理「肝經經穴」，改善疲勞，肝火、毒素一次清

160　　　肝經的經絡走向與穴位

161　　　多加揉按 6 個穴位，幫助梳理肝經，讓氣血運行更提升
　　　　期門穴 / 章門穴 / 曲泉穴 / 中封穴 / 太衝穴

163　　　梳理肝經達到清肝瀉熱、理氣養血

163　　　29 牛面式坐姿扭轉

164　　　30 三角式

165　　　31 下犬式

166　　　32 躺姿扭轉

167　12.　暢通【頭部身側】緩解口苦、頭痛、脇肋神經痛

167　　　調理「膽經經穴」，告別煩躁、失眠、上火等症狀

168　　　膽經的經絡走向與穴位

169　　　按壓膽經上的 6 大穴位，促進氣血通暢，讓臟腑協調更平衡

京門穴 / 帶脈穴 / 中瀆穴 /
陽陵泉穴 / 陽交穴 / 丘墟穴

171　暢通膽經，緩解頭痛、脇肋
神經痛及水腫

171　33 側犁鋤式
172　達到養顏美容，讓身體回春
175　34 聖哲馬里奇式
177　35 風車式

特別附錄

178　1. 排毒防病瑜伽
門閂式側彎 / 新月式 / 駱駝式
/ 仰臥英雄式 / 弓式 / 站姿測
彎

184　2. 提神醒腦早晨瑜伽
下犬式 / 站姿前彎 / 站姿後仰
/ 蜥蜴式

188　3. 安定情緒助眠瑜伽
新月式 / 魚式 / 駱駝式 / 眼鏡
蛇式

Part 01

認識「經穴瑜伽」
從觀念到對症應用

什麼是「經穴瑜伽」？以陰陽劃分的十二經絡穴位與瑜伽的關係

所謂的「經穴瑜伽」，
簡單來說就是結合「瑜伽」跟「中醫五行」，
也就是木、火、土、金、水五行概念去做一個結合，
並以中醫的「十二經絡」當成基礎，搭配瑜伽體位，
達到讓全身的器官氣血循環更加通暢、更健康！

人體五臟包括肝、心、脾、肺、腎，六腑是大腸、小腸、胃、膀胱、三焦、膽，臟腑之間是透過經絡做為連結，讓這些組織器官能交互作用。五臟跟六腑在我們身體裡面各司其職，從中醫的角度用陰陽五行的理論來看，這些臟腑之間存在著相互制約、進行協調以及互相依存的關係。在正常的情況下，人體的五臟跟六腑會透過經絡的連結，來達成平衡，一旦平衡遭受到破壞，那麼就會產生病痛或者出現不舒服狀況。

我們身體裡以陰陽劃分共十二條經絡

對人體構造有了基本認識之後，在進一步解釋「經穴瑜伽」之前，大家要先瞭解存在我們身體裡的「經絡」究竟是什麼？在中醫學上，把經絡區分為十二條，包括經脈跟絡脈，是人體互相聯絡跟各個器官之間運輸與傳導的系統。

在我們身體裡共有十二條正經，所謂的「正經」，就是在人體表皮循行的主要經絡，它會以我們剛剛提到的五臟跟六腑相互接通。也就是主要的經絡，另外還有八條奇經，而奇經八脈是在補充十二條經脈不足的地方，另外就是還有絡脈。而「穴位」就是分布在這些經絡之上的個點。

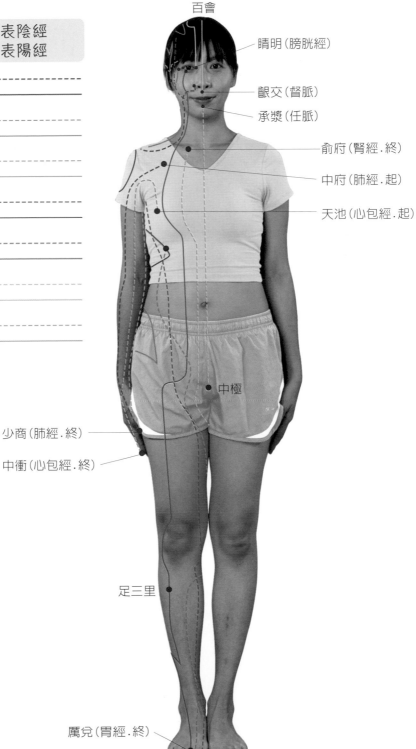

虛線代表陰經
實線代表陽經

（陰）肺經 - - - - - - - - - -
（陽）大腸經 ——————

（陰）心包經 - - - - - - - - - -
（陽）三焦經 ——————

（陰）心經 - - - - - - - - - -
（陽）小腸經 ——————

（陰）脾經 - - - - - - - - - -
（陽）胃經 ——————

（陰）肝經 - - - - - - - - - -
（陽）膽經 ——————

（陰）腎經 - - - - - - - - - -
（陽）膀胱經 ——————

（陰）任脈 - - - - - - - - - -
（陽）督脈 ——————

百會

睛明（膀胱經）

齦交（督脈）

承漿（任脈）

俞府（腎經．終）

中府（肺經．起）

天池（心包經．起）

少商（肺經．終）

中衝（心包經．終）

中極

足三里

厲兌（胃經．終）

大敦（肝經．起）

隱白（脾經．起）

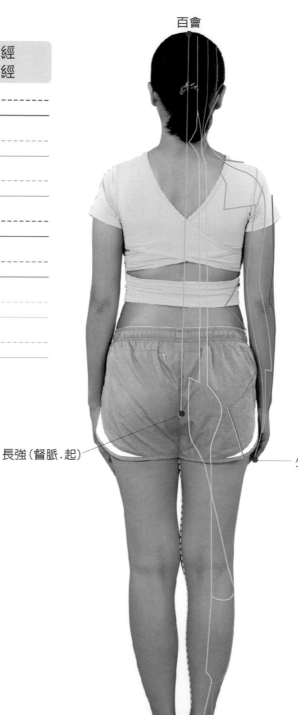

百會

虛線代表陰經
實線代表陽經

(陰) 肺經	- - - - - - - - - - - - - -
(陽) 大腸經	———————
(陰) 心包經	- - - - - - - - - - - - - -
(陽) 三焦經	———————
(陰) 心經	- - - - - - - - - - - - - -
(陽) 小腸經	———————
(陰) 脾經	- - - - - - - - - - - - - -
(陽) 胃經	———————
(陰) 肝經	- - - - - - - - - - - - - -
(陽) 膽經	———————
(陰) 腎經	- - - - - - - - - - - - - -
(陽) 膀胱經	———————
(陰) 任脈	- - - - - - - - - - - - - -
(陽) 督脈	———————

長強 (督脈.起)

少澤 (小腸經.起)

虛線代表陰經
實線代表陽經

(陰)肺經 ----------
(陽)大腸經 ——————

(陰)心包經 ----------
(陽)三焦經 ——————

(陰)心經 ----------
(陽)小腸經 ——————

(陰)脾經 ----------
(陽)胃經 ——————

(陰)肝經 ----------
(陽)膽經 ——————

(陰)腎經 ----------
(陽)膀胱經 ——————

(陰)任脈 ----------
(陽)督脈 ——————

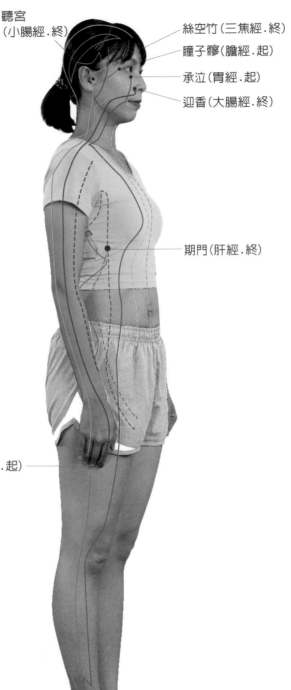

聽宮
(小腸經．終)

絲空竹(三焦經．終)

瞳子髎(膽經．起)

承泣(胃經．起)

迎香(大腸經．終)

期門(肝經．終)

商陽(大腸經．起)

至陰(膀胱經．終)

足竅陰(膽經．終)

「十二正經」包含哪些？

　　「十二正經」包括手三陰經與手三陽經：手太陰肺經、手厥陰心包經、手少陰心經、手陽明大腸經、手少陽三焦經、手太陽小腸經。以及足三陰經，就是足太陰脾經、足厥陰肝經、足少陰腎經。還有足三陽經也就是足陽明胃經、足少陽膽經跟足太陽膀胱經。所謂的「奇經八脈」包括：任脈、督脈、衝脈、帶脈、陽蹻脈、陰蹻脈、陽維脈、陰維脈等。

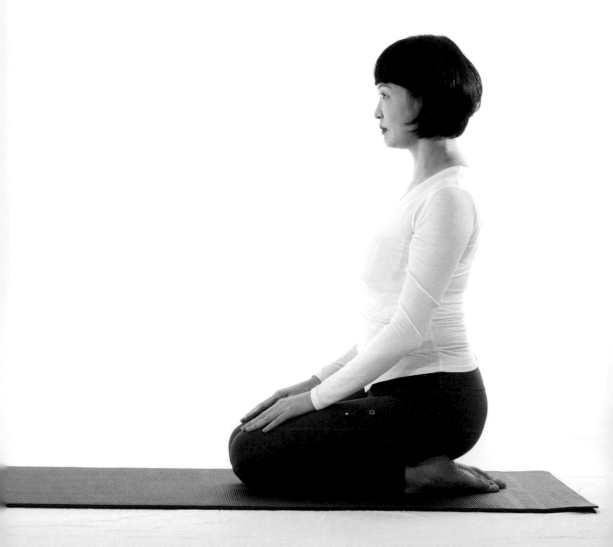

透過經穴瑜伽調整氣的流動，調節全身平衡

經絡如網狀般遍布我們全身，包括感覺器官的眼睛、皮膚等或是內臟也相互連結。一旦經絡的流通狀況變差，反應在身體的某部分就會出現發冷、變硬等現象。而這個顯露在經絡上的壓痛點，稱為「經穴」。

什麼是「經絡」？

在了解經絡在我們身體裡面是怎樣運行後，還要了解到底什麼叫做「經絡」？最早提到「經絡」概念，是源自於一本傳統醫書《黃帝內經》裡面的《靈樞海論》提到：夫十二經脈者，內屬於臟腑，外絡於肢節。《難經》也有提到「經脈者，行氣血，通陰陽，以榮于身者也。」可見經絡其實就是連結了人體的解剖跟生理學結合的概念，是人體在傳遞能量時的管道，同時也控制著所有功能。

「經絡」是身體裡的氣流動的通路

「經絡」，也是讓身體裡的「氣」流動的通路。所謂的「氣」，雖然看不到摸不著，但卻是我們不可或缺的生命能量。體內的「氣」在我們全身流動，當「氣」流動得好，身體就能更健康；反之，如果「氣」流動得差，自然比較容易生病。而除了「氣」之外，和「氣」相互運行的還有負責運送養分的「血」，以及包括水分、汗、淋巴液等體液的「水」，這些同樣也在我們體內流動著，若能調整「氣」、「血」、「水」的流動，身體就能取得平衡，身體機能就會激發出最大值。

至於如何取得平衡？就是按壓經穴，或透過經穴瑜伽來調整氣的流動，調節全身的平衡，達到機能最大的回復力以及自癒力，就能常保健康。

「經絡」在我們身體裡面 究竟是如何運行的呢？

我們身體就是透過經絡系統
來連結各個組織器官、細胞，還有五臟跟六腑，
「經脈」跟「絡脈」彼此之間會互相聯繫與傳遞能量，
透過營氣從中焦發出，最後到肝脈走完。

　　一般來說，經、絡是分開的兩個意思。所謂的經絡，就是經脈跟絡脈，經脈是垂直身體的能量，在傳送跟運送的主幹道，包括的手三陽經、手三陰經、足三陰經跟足三陽經總共十二條經絡連結成的環狀系統，絡脈則是身體橫向的一個枝幹，主要在於幫助主幹道與十二條縱向經脈的互相連結。

人體結構與運行，就是一個小宇宙

　　在瑜伽中有一個概念叫做脈輪。所謂的「脈輪」就是一個能量的點，也就是我們身體裡能量的一個中心，這跟中醫學上的概念完全吻合，因為中醫認為人體的五臟六腑，其實是能量儲存跟分配的中心焦點，而透過上面所說到的經絡，去影響跟連結各個內臟跟器官，也包括器官跟器官之間的氣跟能量，透過經絡的路徑進行循行以及移動。

　　而自古以來，不同專業領域的專家就已經提到，存在我們身體裡的能量系統，在傳統印度瑜伽學上稱之為 Prnan，就類似中醫裡面所提到的氣，而中醫所說的「氣」指的就是生命能量。但不管是 Prnan 還是氣，都是存在於所有生命中的力量，也就是把我們人體跟宇宙萬物去做相互聯繫，所以才會說，我們人體就是一個小宇宙，因為我們身體的內部結構和運行原理，基本上跟宇宙運行可說別無二致。

經絡在身體內的運行跟時間有關聯

　　另外，經絡在身體內的運行跟時間是有關聯的。也就是十二經絡的運行，也會根據晝夜這些週期，跟內在的臟腑、外在的經絡做一個相互連通，透過經絡來達到治病的概念。一般來說中醫對經絡跟晝夜時間循行的部分，是一個類似於 24 小時生物時鐘的概念，也就是說身體的十二條經絡每一條都與 24 小時之中的兩個小時相互關聯，在該時間裡，代表那條經絡的最重要的功能時間。

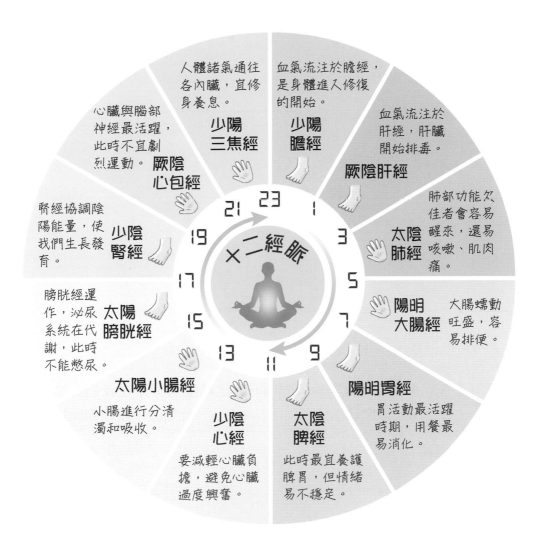

心臟與腦部神經最活躍，此時不宜劇烈運動。**厥陰心包經**

人體諸氣通往各內臟，宜修身養息。**少陽三焦經**

血氣流注於膽經，是身體進入修復的開始。**少陽膽經**

血氣流注於肝經，肝臟開始排毒。**厥陰肝經**

腎經協調陰陽能量，使我們生長發育。**少陰腎經**

肺部功能欠佳者會容易醒來，還易咳嗽、肌肉痛。**太陰肺經**

膀胱經運作，泌尿系統在代謝，此時不能憋尿。**太陽膀胱經**

大腸蠕動旺盛，容易排便。**陽明大腸經**

小腸進行分清濁和吸收。**太陽小腸經**

要減輕心臟負擔，避免心臟過度興奮。**少陰心經**

此時最宜養護脾胃，但情緒易不穩定。**太陰脾經**

胃活動最活躍時期，用餐最易消化。**陽明胃經**

十二經脈

21 23 1 3 5 7 9 11 13 15 17 19

在我們身體裡的每一條經絡都支配著一個器官系統跟內部的功能，沿著經絡的通路，對於局部功能障礙能達到治療跟改善的效果，而經絡在運行時間上，扮演著關鍵角色。

因此，我們可以得到一個結論，經絡在我們人體的運行有二種概念，一個是按照十二經絡，是走縱向的連結，跟絡脈走橫向連結來互相溝通；另外一個是按照時間來流通跟運行。

時間	經絡
上午 11 點到下午 1 點	心經
下午 1 點到下午 3 點	小腸經
下午 3 點到下午 5 點	膀胱經
下午 5 點到下午 7 點	腎經
下午 7 點到晚上 9 點	心包經
晚上 9 點到晚上 11 點	三焦經
晚上 11 點到隔日凌晨 1 點	膽經
凌晨 1 點到凌晨 3 點	肝經
凌晨 3 點到凌晨 5 點	肺經
早上 5 點到 7 點	大腸經
早上 7 點到 9 點	胃經
早上 9 到 11 點	脾經

中醫認為，「經絡」就是連結全身的網絡

我們身體就是透過經絡系統來連結各個組織器官、細胞，還有五臟六腑，在中醫的概念中，萬物都要達到陰陽互相平衡，所以包括經絡、臟腑都是成對出現。舉例來說，脾經跟胃經在十二經絡中剛好一個屬陰一個屬陽而形成一對，經絡也都會呈現對稱的狀態。

「經脈」跟「絡脈」會互傳能量

「經脈」跟「絡脈」彼此之間會互相聯繫與傳遞能量，包括中醫學上的「氣、血、津液」循環的一個道路。所謂的「津液」是指我們身體裡水分的部分，包括各個臟腑組織裡的體液，比如像是胃液、腸液或者淚腺分泌的淚液等等，這些都屬於津液。

而經絡在傳遞跟循行的過程中，不同於現代醫學所說，血管系統是在傳輸血液，淋巴系統是在傳輸淋巴液，神經系統是在傳遞神經物質，只是透過單一系統來傳遞單一物質，而是連結了包括神經系統、血液系統、淋巴系統、內分泌系統，甚至是筋膜系統等綜合系統，把能量運行到我們全身，並且做完整的溝通跟連結，讓我們身體的各個器官、四肢，五臟六腑等，都能正常運行。

透過營氣從中焦發出，最後到肝脈走完

一般來說，經絡的運行其實是透過營氣從中焦發出，從肺開始走，沿著大腸、胃、脾、心、小腸、膀胱、腎、心包、三焦、膽，最後到肝脈走完，再接回第一個肺脈所形成的一個循環系統，形成一個周而復始循環的概念，這是十二正經的走向。奇經的部分，是從腹部中央的「任脈」開始，走到背部的正中線「督脈」，形成一個周而復始的循環系統。

人體 14 條經絡上，排列著 365 個「正穴」

經脈上有很多的穴位，如同我們看到針灸銅人上面很多的穴位點一般。而所謂的穴位點，源自於古人在身體不舒服時，透過砭石敲打在身體疼痛或不舒服的部位而得到的結論，原來透過敲打特定的位置，可以緩解身體上的疼痛以及不舒服的狀況，可以改善身體不適，進而定位出這些穴位點，不僅發現了穴位，同時也找到氣跟經絡的傳導方式。

穴位是體表的部位名稱，經傳播變成叫做穴位慢慢定義出來的概念。在不同的時代，穴位也出現了數字上的差異，最終在人體 14 條經絡上排列著的「正穴」，共有 365 個地方。

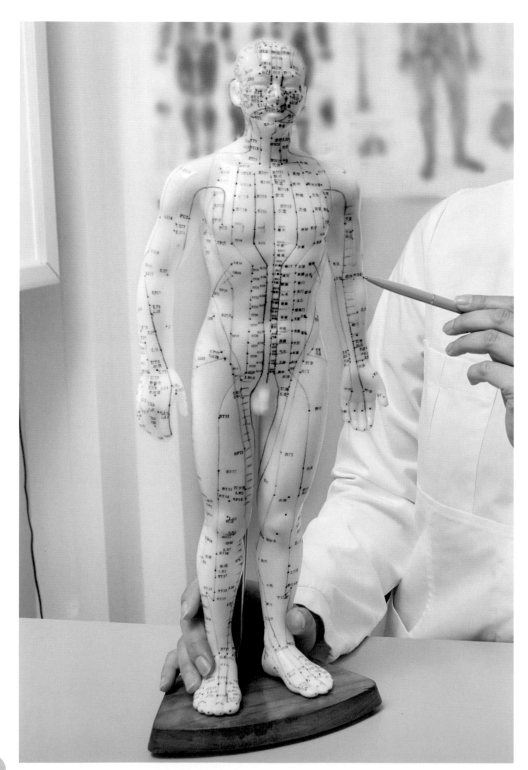

十二經絡是將人體臟腑，以「陰經」與「陽經」來區分

中醫的概念就是萬物都要達到陰陽互相平衡，基本上就是「陰陽論」。如同世間萬物般，有明暗、有冷熱、有升降，而十二經絡的走向，就是將身體、頭部體表的氣血跟體內的五臟六腑，按照「陰經」與「陽經」做相互聯繫跟溝通來走。「肺經」是手太陰經從胸部走向指尖；「大腸經」是手陽明經，由指尖走向頭部；「胃經」是足陽明經，從頭部走向腳趾端；「脾經」是足太陰經，是從足的趾端走向胸部；「心經」為手少陰經，從胸走到手；「小腸經」是手太陽經，從手走到頭；「膀胱經」是足太陽經，由頭走向足趾的部分；「腎經」是足少陰經，是從足趾走向胸口；「心包經」，是手厥陰經，從胸走向手；「三焦經」是手少陽經，從手走向頭；「膽經」是足少陽經由頭走向足趾；「肝經」是足厥陰經從足趾走向胸口，最後再與肺經相連結。

陰			陽	
太陰	1 手太陰**肺經**		2 手陽明**大腸經**	陽明
	4 足太陰**脾經**		3 足陽明**胃經**	
少陰	5 手少陰**心經**		6 手太陽**小腸經**	太陽
	8 足少陰**腎經**		7 足太陽**膀胱經**	
厥陰	9 手厥陰**心包經**		10 手少陽**三焦經**	少陽
	12 足厥陰**肝經**		11 足少陽**膽經**	

十二正經左右雙側總共有 24 條

這十二正經就是我們在經絡學上循環的概念，左右雙側總共有 24 條，因為經絡是對稱的，前後再加上正中線的「任脈」跟「督脈」，任督二脈都是從會陰到口唇為止。十二正經利用穴位的部分來做一個相互的溝通，所以經絡的概念其實已經廣泛地應用在各個醫學領域上，用一個整體的概念來強調人體各個部分為互相連結，互相制約，使身體的內外狀況達成統一跟平衡。

為什麼要做「經穴瑜伽」 好處是什麼？

之所以要進行經穴瑜伽，是因為現代人的壓力很大，
身體很多莫名的疼痛也因而產生，
而瑜伽與中醫完美的結合，激活以及刺激身、心、靈，
有效釋放自身受阻的能量，最後能改善全身器官，身體更加健康！

在瞭解了什麼是「經穴瑜伽」之後，那麼到底為什麼要進行「經穴瑜伽」？對身體有什麼幫助？我們之所以要進行經穴瑜伽，主要是因為現代人的工作壓力很大，身體很多莫名的疼痛也因此產生，包括來自壓抑的情緒、來自偏激的想法，來自憂鬱的心情，或者來自辛苦勞動的工作等等問題。

而中醫與瑜伽，完美的結合了古老傳統跟現代解剖學上的技術，所產出的經穴瑜伽理論，不僅提供一個可以對身、心、靈進行明確的自我探索、激活以及刺激，讓全身的經絡達到平衡，有效釋放自身受阻的能量，按摩全身內臟，讓身體能更加健康。

從另外一方面，中醫的五行也跟很多瑜伽的脈輪有類似的概念，經穴瑜伽是把中醫學上的經絡跟五臟六腑這些概念，去跟傳統瑜伽學做一個結合。也就是結合現代的解剖生理學跟傳統醫學，達到改善身體氣血運行的一種治療方式。

讓身體更容易呼吸，緩解痛症

從中醫的角度來說，一旦我們身體裡的經絡受阻，就能感受到包括情緒跟身體上，甚至是精神上的不適症狀，而透過經穴瑜伽的調整，把這些受阻的經絡打開，讓身心靈得到更多的釋放與感受，除了可以消除肌肉緊張或是關節疼痛、頭痛或是消化等問題，甚至一些情緒上的焦

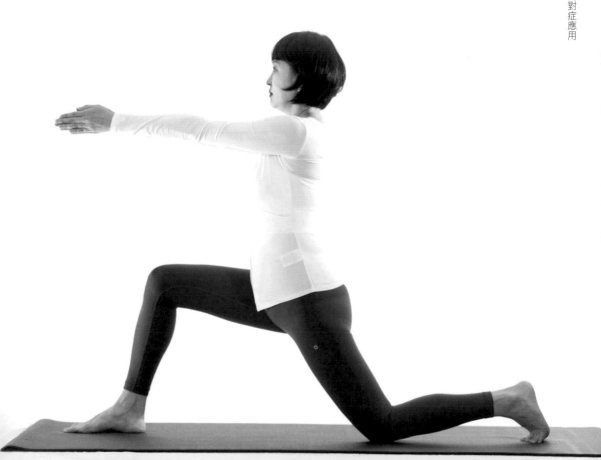

慮、抑鬱或者憂慮等等，都可以透過經穴瑜伽的概念去緩解跟改善。所以經穴瑜伽的療法是一種輔療，不論是自己或是他人，都可以達到更多的幫助。

練習經穴瑜伽專注呼吸，緩解身體的疼痛

　　一般來說進行經穴瑜伽時會有一些特點，包括在練習的時候必須要專注在呼吸上，而這個概念從中醫的角度來解釋，也就是在調整我們身體裡面的氣的流通，透過覺察，把氣帶進我們身體裡，所以進行練習後，有助於全身的氣血運行，而除了調整氣的部分，還能緩解身體上許多的痛症。

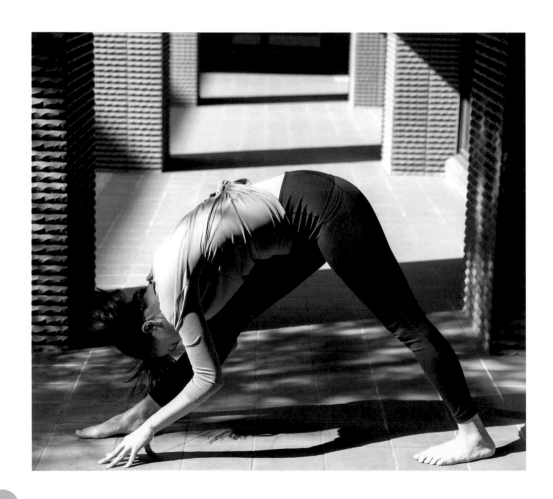

經穴瑜伽完整結合中醫五行及四季養生概念

　　建議搭配中醫的五行相應的概念去調整情緒，進而達到身心的健康。所以很多的經穴瑜伽會結合中醫的五行，以及四季養生的概念。

春季刺激肝區經穴，強化運行肝經

　　春天萬物生發，也是屬於溫暖的階段，而春季在五行上屬於肝，所以透過經穴瑜伽可以去刺激肝區的經穴、強化運行肝經，達到強化肝臟跟自律神經的功能，能舒緩壓力跟緊繃的症狀。

夏季刺激心經運行，改善燥熱、淺眠三高症狀

　　夏季來說天氣比較酷熱，屬於五行中心經的部分，此時可以透過刺激心經的運行，達到強化心血管跟腦部神經的功能，進而改善燥熱、淺眠、心血管、血壓跟三高這些症狀。

秋季刺激肺經經絡，改善過敏性鼻炎、皮膚乾、癢

　　到了秋季天氣變得乾燥，透過經穴瑜伽可以在這個時節去刺激肺部的經絡，肺經是屬於五行中的秋季運行的經絡，透過強化肺部經穴的功能，去舒緩氣管跟支氣管的症狀，改善一些過敏性鼻炎，甚至是皮膚乾、癢的部分等症狀。

冬季刺激腎經經絡，有助強化腎臟、泌尿道生殖功能

　　到了萬物屬於收攝的冬季，這個階段的中醫五行屬於腎經，所以在這個時節可以透過經穴瑜伽，去刺激腎經經穴，達到強化腎臟、泌尿道生殖的功能。也可以改善頻尿、腰痠背痛、骨質疏鬆甚至不孕等症狀。

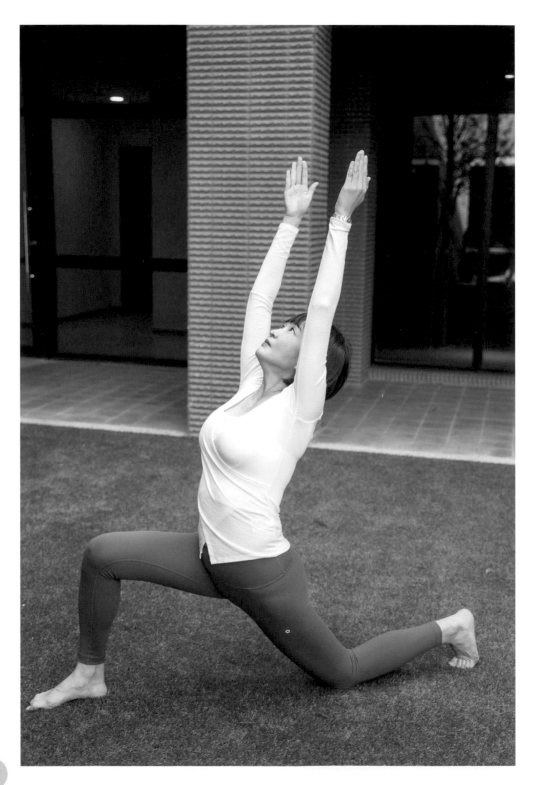

Part 02

一旦身體
十二經絡不通
就會出現各種不適症狀！

身體的痠痛緊
代表著聯繫臟腑
與十二經絡受阻！

十二經循行在肢體不同部位，
一旦路徑不通，就會出現痠、痛、緊的症狀

　　就如同我們前面所說，經絡就像網狀般的遍布在我們全身，因此一旦經絡的流通狀況變差，反應在身體的某部分就會出現發冷、變硬，或者出現痠、痛、緊等等不適。所以，當連結各個組織器官、細胞，還有五臟跟六腑的經絡系統發生阻塞，或者出現不通暢時，就會顯露在身體不同的位置。

十二經循行在肢體不同部位，一旦路徑不通
就會出現痠、痛、緊的症狀

　　十二經脈包括手三陰經：手太陰肺經、手厥陰心包經、手少陰心經；手三陽經：手陽明大腸經、手少陽三焦經、手太陽小腸經。足三陰經就是足太陰脾經、足厥陰肝經、足少陰腎經。還有足三陽經也就是足陽明胃經、足少陽膽經跟足太陽膀胱經。

　　一旦身體裡的這些經絡受阻，就能感受到包括情緒跟身體上，甚至是精神上的不適症狀，比如會出現肌肉緊張或是關節疼痛、頭痛或是消化等問題，情緒上的焦慮、抑鬱或者憂慮等等都有可能出現。

　　如果是手的經絡區出現阻塞，比如手太陰肺經路徑阻塞，容易出現的是反覆感冒、情緒低落、皮膚蒼白無華；手陽明大腸經的路徑不通，會有便秘、腹瀉、皮膚易長痘痘的情況發生；手太陰心經的路徑阻塞的話，則容易出現心悸、失眠、不安、情緒低落等等。

若是足的經絡區阻塞，比如足太陰脾經路徑不通的話，容易出現食慾差、嘔吐、倦怠等情況；足陽明胃經路徑阻塞，則會有胃痛脹氣、虛弱的反應；足少陰腎經路徑阻塞，會出現水腫、排尿困難、腰痛；而足太陽膀胱路徑阻塞，容易有遺尿、耳鳴、怕冷、生理不順的情況產生。

以下，會針對十二經脈路徑出現阻塞，容易出現哪些情況一一說明。

手太陰肺經阻塞，引起【呼吸系統相關疾病】咳嗽、過敏、容易感冒

肺經的走向它是從肚臍上方開始在腹部的器官周圍蜿蜒，通過肺部進入喉嚨，最後延伸到手臂，並且進入拇指跟食指。肺除了負責體內氣體的交換外，中醫認為肺除了有呼吸功能外，也跟水液代謝、血液循環等神經系統與免疫系統有很密切的關聯。

因為肺主氣，主調節全身的氣跟管理全身的呼吸活動，同時也負責通調水道，所以這條經脈發生病變的話，會導致跟肺有關的水液失調、呼吸出現問題，比如胸悶氣短、喘咳、呼吸困難這些症狀，都是代表了肺經出了問題。

而肺經的問題，也跟循行的部位有關。比如出現阻塞時而導致肩背疼痛，以及手臂內側跟前緣痛這些症狀。還有，肺主一身之氣，管理著全身的呼吸活動，我們身體裡的氣在這裡做交換，當吸氣時，氧氣會往下運輸與其他的氣結合，變成宗氣。呼氣時，肺會把體內的濁氣排出，所以肺的呼吸功能正常、氣道順暢，呼吸就會均勻跟調和。

但如果肺的功能失調，呼吸功能減弱，就會影響氣的生成。此外，肺還有宣發跟肅降的功能，所謂的「宣發」是指氣的發散，也就是透過全身的體表、汗液，把濁氣排出體外，或者把津液跟水穀精微散佈到全身。

「肅降」就是指全身氣的清肅跟下降，也就是肺氣能夠往下通降跟保持呼吸道暢通。當我們吸入氧氣，透過脾傳輸津液跟水穀精微向下散佈，肺可以清除呼吸道的異物來保持呼吸道的潔淨，肅降功能也可以把

水分輸送到腎臟，再透過腎的作用，轉化成尿液排出體外。除了水分，肺也能聚合全身的血液循環，讓全身的氣透過血液循環，產生氣血互相推動最後運行到我們全身。所以肺的宣發跟肅降是很重要的功能，必須保持通暢，才不會出現咳嗽、喘咳、胸悶和自汗這些問題。

肺經主管全身的呼吸系統，肺經不暢就會導致一些咽喉不適、氣短、上呼吸道感冒的症狀。如果肺氣不夠，身體的抵抗力就會跟著減弱，也就容易感冒跟傷風。所以通調身體的肺經就能夠保證身體運行正常，達到預防肺部的疾病。

肺的門戶在鼻腔，也是控管全身氣體出入的通道，經絡不暢時，肺就會出現問題，當肺氣不利，就會出現鼻塞打噴嚏流鼻水，嚴重時還會影響嗅覺。

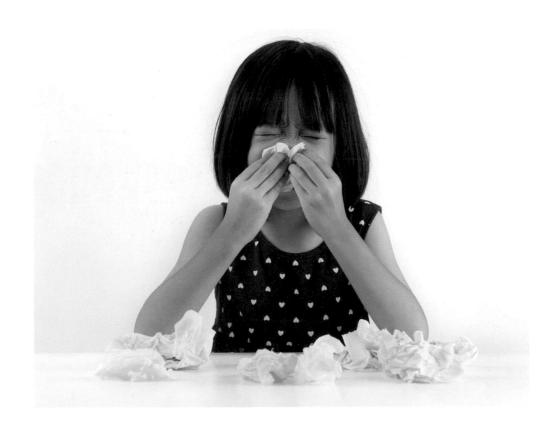

手陽明大腸經阻塞，引起【頭面腸胃相關疾病】
牙齦咽喉腫痛、便秘

　　大腸經的循行路徑是從食指的尖端，沿著前臂的側部和上臂的外側前緣走到肩膀上部，在這個階段，經脈會分成兩條支線，一個進入肺，經過橫膈膜與我們的大腸相接；另外一個支脈會從體外經過頸部與臉頰，進入下齒及齒床的部位，並且繞過上唇，繞過另一端到鼻側。

　　如果大腸經的經絡不通，就會出現與大腸功能相關的症狀，比如像是肚子痛、腸鳴、拉肚子甚至是便秘這些症狀。而外大腸經會經過口腔跟鼻腔，所以如果出現牙痛、流清涕、流鼻血，或在這些經絡循行過的部位，出現了疼痛或是熱腫的情況，都有可能是大腸經經絡不通所致。

　　在中醫學上大腸主要在於傳導、接受小腸下移的飲食殘渣，吸收了水分跟營養，最後讓這些殘渣形成糞便，經由肛門排出體外，這就是整個消化過程最後的階段，這也是大腸經的主要功能。

　　此外，大腸的傳導功能還包括胃的升降、脾的運化等等，所以大腸傳導失常，除了剛剛提到的，會出現在排便的質與量的變化外，排便的次數也會改變。

　　例如會出現便秘或者是出現拉肚子、腹瀉，加上濕熱鬱結，大腸經氣滯而出現肚子痛、腹痛，下痢等症狀。另外，大腸主津，能吸收津液，也就是說除了接收小腸下來的食物殘渣跟剩餘的水分，還會把水分重新再吸收，所以他有調整全身水分代謝的功能。

　　大腸的很多病變都跟津液的調節有很大的關係。舉例來說，如果大腸是虛寒的，它就會沒有力氣去吸收水分，就容易出現腸鳴、腹痛這些症狀；而大腸如果有熱，腸液就會乾枯，一旦腸道不濕潤，就會出現大便秘結不通，也大多反應了大腸經的路徑阻塞。

手太陰心經阻塞，引起【心臟神經相關疾病】
心悸、胸痛、失眠

心經的循行起始點就是從心臟開始，向上會延伸到喉嚨最後貫穿胸部終於我們雙側手的小指頭，所以心經是起源於心，它有三條支脈一條支脈是向下分支，走向小腹的小腸，第二條支脈是沿著喉嚨走到眼睛的地方，第三條支脈是從手臂的下方分出，沿著上臂手肘到前臂，通過手腕到手掌內側，最後到手指指尖內側緣，跟小腸經相接。

一般來說心經的經絡阻塞會出現的症狀，包括：心臟的部位出現疼痛，因為心主血脈，如果心經不暢，或者是心經的經絡氣血不足，會出現喉嚨乾、口渴的症狀，另外一些包括上臂的內側疼痛或是手心發熱的症狀，也都可能是心經路徑受阻所致。

中醫理論的心跟現代醫學解剖學上的心，並不全然相同，中醫的心除了包括心臟的心血管系統部分，也包含了部分神經系統。心主血脈，心經的部分會去調暢血液的流動，當心搏動，會把在血管中的血液運送到全身，所以中醫的心有包括心跟血管的共同作用。

所謂的心氣是指心臟搏動的力量，如果心經中的心氣充足，我們的心率跟心跳博動就會比較正常，也就是說血液可以透過這些心律的搏動送往全身，使全身身體的細胞跟臟腑器官，有更充足的血液去滋潤，所以心經通暢的人面色通常會紅潤有光澤，脈象也會有力；如果心經不通暢或者是心氣不足，血液就沒有辦法順暢流動，就可以看到他的面色蒼白且沒有光澤，脈象也比較弱，舌頭也會比較淡白，甚至會出現心悸、胸口胸悶、胸痛等症狀。

另外因為心主神明，其中也包括了精神與思考的活動，廣義的說，神是指人體的外在表現跟精神狀態，所以透過臉色、眼神或者是回話應答的來表現跟反應，所以也就包括了精神、意識跟思慮的活動。如果心經通暢，可以看到這類型的人，精神會飽滿，思緒會非常清楚反應也會比較敏捷，如果心經不暢，容易健忘、精神委靡，在反應跟想法上也比較遲鈍。

　　在中醫學上提到汗是心的液體，汗為津液所化，也就是心經血液的重要組成，若心經不暢或者是心經氣血不足，睡眠的時候容易出現盜汗的情況。

　　另外，心開竅於舌，其華在面，心經的氣血充足，這類型的人面部光滑，色澤會紅潤有光澤，心經通暢與否也可以從舌頭看出來，心經通暢，舌的顏色就會是健康的淡紅顏色，心血不足或是心血鬱卒，舌相就會出現暗紫色或是青紫色。

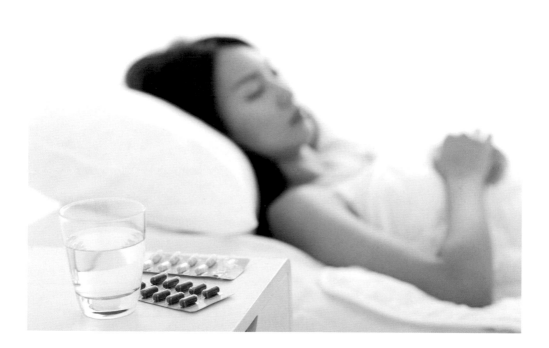

手太陽小腸經阻塞，引起【五官頸部相關疾病】
聽力差、臉頰浮腫

　　小腸經起源於小指指端，通過手掌跟手腕，沿著前臂外後側上行，直到肩後背、肩胛骨的最高處，有一個分支會進入到身體內，經過心跟胃直達小腸的部位跟小腸相連接，另外一個分支的支脈，會從體外循行，經過頸部跟臉頰之間，直達眼睛的外角再到耳朵內，臉部還有一個短的支脈會進入眼內角跟膀胱經相連接。

　　所以如果小腸經失調，在這條經絡所經過的地方皆有可能出現症狀，比如臉頰腫痛、咽喉腫痛、耳聾、眼睛不舒服，甚至肩跟臂的外側疼痛，都有可能是小腸經這一條的經絡受到了阻塞所致。

　　小腸經如果受到阻塞，也會影響到人體吸收食物精微的功能，如此一來抵抗力會下降，體質會變差，也容易出現負面情緒等情況。

　　反之，如果這條經絡是通暢的，身體通常會比較強壯，這跟小腸的主要功能有關。因為小腸主受盛化物，也就是接受盛物轉變消化，會接收從胃消化、吸收分解後的食物。食物會在小腸內停留一段時間，讓小腸對這些食物做進一步的消化跟吸收，這些水穀精微就可以轉變成可利用的營養物質後才進入大腸。

　　因此，它可以影響整個消化過程，當食物經過進一步的消化經由化物這個動作，讓水穀精微轉化成「清」跟「濁」這兩個部分。「清」就是人體能夠吸收的物質，「濁」就是一些代謝的廢物，例如我們所排出的糞便。

　　因此，當小腸的功能失調，就無法分辨「清」跟「濁」，食物沒有辦法好好的被消化跟吸收，就會出現水穀混雜而導致拉肚子、便溏等症狀，當大量的水分從糞便出來，進而影響到腎跟膀胱這些臟器，小便就會變成得比較少。

手厥陰心包經阻塞，引起【胸腔心臟相關疾病】
胸悶、心悸

所謂的心包，它是一個覆蓋在心臟的外囊，手厥陰心包經這條經絡是從胸中往外連接到心包本身，再向下移動，從胸口處向外，延著手臂向下移動到無名指。整個循行就是起於胸脅部，出於心包向下通過橫膈膜，再與三焦經相聯繫，其中會有一個支脈沿著胸中走到脅肋部，往上再走到腋窩，沿著上臂內側，往下走到肺經跟心經之間；另有一條分支脈，會從掌中分出，到無名指指端，跟三焦經相接。

一般來說心包經的症狀跟心血功能不平衡比較有關連，因為心包經主管著心臟外圍，比如說心包、心血管這些經絡，所以當心包經不通時，常會出現心前區的疼痛，比如會出現胸悶感、心悸、心跳加速這些症狀，或者是胸口出現灼熱感。另一方面因為心主神明，與精神方面有所關連，所以倘若心包經阻塞，比較容易出現包括自律神經失調、癲狂、狂躁、失眠等困擾。另外，就是經絡經過處，像是腋窩、手肘這些地方，如果出現痙攣疼痛也大多與心包經有所關連。

我們知道，心臟是五臟六腑的主宰，所以不能受到邪氣的傷害，而心包就是心的外圍，功能在於代心受邪。當邪氣侵犯時，心包會保護我們的中樞神經，會代替心去做承受跟保護，以減輕心臟受傷的程度。很多在臨床上急性的傳染疾病，常會出現一些熱性的症狀，一些火熱的邪氣進到心包時，會引起一些高熱、神昏、譫語、發狂的症狀，因為它的病變症狀出現在心包，所以會稱為熱入心包症，在治療上通常會以清心開竅法來治療。

手少陽三焦經阻塞，引起【五官咽喉相關疾病】
耳鳴、咽喉腫痛、全身發熱

所謂的三焦，指的是我們身體與五臟六腑間的空腔部位，它就像分界線般，把將五臟六腑分為三個區域，也就是上焦：心、肺；中焦：脾、胃、肝、膽；下焦：腎、大小腸、膀胱、生殖系統。

三焦經起源於無名指的尖外端，向上沿著手臂循行。經過手腕、手臂還有肩膀，並且在肩膀處分為兩條支脈，一條支脈進入體內胸口部，並且進入心包橫膈膜，向上聯繫到上焦、中焦以及下焦。

另外一條支脈則向上循行到脖子的側部，繞過耳部還有面部，最後到達眼眉外側跟膽經相連接。

所謂「三焦者，決瀆之官，水道出焉」所以可以知道它是人體水分流通的通道，在人體的胸腔、腹腔，是全身的氣血跟津液運行到各個五臟六腑的一個途徑，所以三焦跟其他的臟腑器官不相同，它沒有一個實體的器官，而是一個流通的管道，所以可以想成是內分泌跟淋巴系統的概念，可以輔佐以及調整其他臟腑的機能。所以三焦經通暢的話臉色、循環、淋巴代謝免疫功能等等，都會比較好。

三焦是所有臟腑的外衛功能，如果出現狀況，會以上、中、下焦來判斷。所謂的上焦就是橫膈膜以上的部分，包括心跟肺。古書形容「上焦如霧」，其功能就像全身的精力跟霧氣一樣，散發到全身。

中焦是在橫膈膜之下、肚臍以上的位置，包含全身的肝、膽、脾、胃這些地方，所謂的「中焦如漚」，也就是脾胃運化食物糟粕時，水穀會被分解跟消化變成如乳泡沫的過程。

下焦是在肚臍以下，包括腎、小腸、大腸、膀胱，所謂的「下焦如瀆」，下焦主要是分泌跟消化排解各個濁物的功能，如此可知三焦的關係會影響到全身的消化功能，以及水穀的受納、吸收跟排泄。

三焦的經絡若不通暢，就會影響到消化功能，也會影響到全身的水液循環出現障礙，就會出現水腫跟小便不利這些症狀。

足太陰脾經阻塞，引起【消化系統婦科相關疾病】
胃痛、倦怠、失眠、生理不順

脾經的循行是起於大腳趾，沿著大腿內側，行過腳內踝，沿著大腿及小腿內側直上，它會進入我們的腹腔，與脾相聯繫。

以體外來說，脾經是上行到胸部繼續往上直達喉嚨跟舌根，而體內經脈從脾分出，上到心經。若脾經出現阻塞或者失調，就會出現運化功能上的異常，因為「脾主運化」，也是後天之本，對於維持消化功能，還有食物轉化有很重要的關鍵作用，如果脾經路徑受阻，就會出現腹脹、拉肚子、身重無力等症狀，且循行的部位也會出現問題，包括：舌根僵硬、疼痛，下肢內側腫脹等等，都有可能是脾經失調所引起。

脾布滿了許多血管的淋巴組織，它是血液的儲存庫跟過濾的地方，也是身體的造血器官。以中醫的角度來說，脾主要是負責消化系統以及血液凝固系統，跟身體水分代謝也有關。此外，脾也是消化器官，主要功用就是把食物轉變成生化氣血與營養，所以當我們吃進食物，脾會把食物的營養物質去做一個轉換成水穀精微。

這些水穀精微的水，會從脾上輸於肺，再從肺宣發肅降到全身。一部分的水往上走到肺，另一部分的水往下走到腎跟膀胱，變成尿液排出體外，脾很重要的功能就是運化水濕，如果脾經健運，脾經旺盛，代表運化功能很好，相對來說，氣血的生成就會非常充足，如果脾經不通暢或脾經有所受損，消化能力就會受到影響，而出現腹痛、腹脹跟腹瀉、四肢無力等症狀。

脾還有一個功能就是統血，也就是可以控制統攝血液的部分，所以脾不只有運化水穀精微，還有生化氣血，甚至可以統攝血液在靜脈中的運行，所以脾經順暢，氣血的生化就會充足，若脾不統血，就會出現吐血、便血、出血、尿血、月經失調這些症狀。

而唇與口腔跟脾的健康與否也很有關係，脾經暢通，吃東西時就可以很清楚的分辨出五味，口唇就會紅潤有光澤。反之，脾經受阻，吃東西時會覺得乏味，唇色也會變得蒼白。

足陽明胃經阻塞，引起【五官腸胃相關疾病】
頭痛、眼睛痠、胃痛脹氣

　　胃經可說是消化系統非常重要的經脈，胃經起源於鼻側，就是大腸經的盡頭，經過眼的內角，從眼下往下走進入上牙肉內，繞過唇跟下顎，向下與胃相連接。另外一條分支在體外，經過頭、頸、胸跟腹，最後到達股溝，沿著往下循行到大腿跟小腿的前部，最後直到腳面，足的二趾間的的部分，另外還有一個支脈，會從腳面分出，走到足大趾與脾經相連接。

　　一般來說胃經的經絡受到阻塞，會出現的症狀包括胃痛、嘔吐，甚至是口渴，消化比較差這些症狀。另外會出現腹脹、水腫、咽喉痛、流鼻血或是胸口跟膝蓋出現疼痛，這些症狀是來自於胃經經過的部位所影響的。

　　胃的功能，第一個是胃主受納水穀，也就是接受跟容納水穀與食物，也是胃的消化基礎。如果胃經不暢或者出現病變，就會影響到胃的受納能力，出現厭食、胃脘脹悶的症狀。所以胃受納功能的強弱，就取決於胃經的通暢與否或者是胃氣的盛衰，包括能不能吃得下？如果吃得下代表受納功能是強的，如果吃不下則代表受納功能變差。

　　另外一個功能就是腐熟水穀，也就是胃能把水穀初步消化成食糜，如果胃的腐熟功能低下，會出現胃脘疼痛、食物滯留於胃脘的症狀。不論是受納或腐熟功能，必須要跟脾的運化功能互相搭配才能夠順利完成。所以脾胃兩邊能夠密切合作一納一運，這樣才能夠讓水穀變成精微，化為全身的氣血、津液，供養到全身。

　　人以胃氣為本，胃氣強則五臟俱盛，胃氣弱則五臟俱衰。胃氣好不好也會影響到我們舌苔、脈象、面色各方面，所以如果胃氣好，胃經通暢，食欲會如常，舌苔會薄白色，面色會紅潤，脈象會從容和緩，不快不慢。

足少陰腎經阻塞，引起【泌尿生殖相關疾病】
頻尿、排尿困難、腰痛

　　腎經開始於足小趾的內側，沿著足心、內踝，再沿著小腿及大腿內側，到脊骨最底部，進入體內與腎互相聯繫，走出骨盆腔，再沿著腹部一路上行到胸的上方。另一條支脈，則是由體內從腎上行到肝、橫膈膜、肺、喉嚨直達舌根部。還有一條小支脈，是從肺部分出，與心跟手厥陰心包經的地方相連接。

　　因為腎主納氣，所以腎經路徑阻塞，容易出現的症狀包括：咳嗽、氣喘。此外，腎為水火之臟，腎的路徑不通或缺乏滋養，就會出現像是水腫、便秘、腹瀉這一些的症狀。所經過的部位，包括喉嚨疼痛、腹肌及腿無力，都表示腎經有阻塞的情況。腎是一個很重要的排泄器官，主要負責排泄一些毒素或者是多餘的水分，除了包括泌尿功能的系統外，更重要的是它還包括了生殖內分泌跟神經系統。

　　腎藏精與生殖的基礎物質有密切關係，所以腎經充足，在青少年發育成熟步入成年，孕育生殖功能就會跟著完備，一旦年老體衰時腎經也會跟著逐步衰退。另外腎主水，所以會調控全身身體的水分分佈跟排泄，腎會負責全身的水液代謝功能，而所謂的腎主水，對於身體水液的平衡跟運行可說非常重要。

　　腎主納氣，所謂的納氣，也就是腎與我們的吸氣功能也是有所關連，因為它能攝納肺氣的作用，所以如果腎不納氣，或者是腎經不通，呼吸就會變得比較淺也比較容易氣喘。腎還有一個很重要的功能就是負責全身骨骼，包括牙齒這些也都是腎經在調控，如果出現了腰痠背痛，或者是小朋友骨骼發育生長發育不全，也跟腎氣不通有所關聯。

　　腎還影響到一個很重要的地方，就是頭髮。因為頭髮是靠著血液的滋養以及腎經的通暢才可以生長的好，所以如果頭髮有光澤，就代表腎的經絡是通暢的，若早期出現落髮，或是頭髮斑白，大部分都是因為腎經不通或是腎虛所造成。此外，聽覺的功能也跟腎經經絡通暢與否有關，如果腎精不足，會出現耳聾、耳鳴這些聽覺上的問題。

足太陽膀胱經阻塞，引起【頭頸背腰相關疾病】
頭暈、臉浮腫、體虛

　　膀胱經起於眼內角橫過前額，直達頭的頂部，並且有支脈聯繫腦部，這條經脈沿著後腦向下走分成兩個支脈，其中一個支脈會從後頸底部一直向下走平行於脊椎，到達臀部，再從臀部進入體內與膀胱聯繫。

　　另外一條支脈會橫過肩背的後部，較外側向下循行與內支脈相鄰平行直達臀部兩條支脈會沿著不同路徑，共同會和於大腿後部，在膝後會合，繼續沿著小腿背部行走，走到外踝的地方，會達到會到達足最後小趾的尖端，跟腎經相連接。

　　一般來說膀胱經失調會引起的大部分都是膀胱功能的問題，也會跟某些的表症有所關連，因為膀胱經主表，外邪侵襲體表時，膀胱經是首先受襲的經絡，所以會出現小便不通、遺尿、眼睛痛、鼻塞、鼻涕多、頭痛、頸痛、背痛、腰臀疼痛，這些都是膀胱經經絡循行經過的地方。

　　膀胱是一個中空的囊狀器官，上面有輸尿管跟腎相連接，膀胱的主要功能是儲存跟排尿，而尿液為津液所化，尿液的形成有賴於腎的氣化功能，下輸於膀胱，並且調節膀胱的開合，最後排出體外。

　　所以膀胱要發揮氣化功能，是與腎的氣化功能相連接的，如果膀胱經的氣化功能失常，或者膀胱經絡不通，會出現小便不利，甚至尿頻、尿急、尿痛、尿失禁這些症狀，所以膀胱經跟膀胱的功能是相關聯的，膀胱的功能主要在於儲存尿液，膀胱也是人體水分匯集之處，主管開合作用，也就是排尿的功能，或者是儲尿的功能都來自於膀胱。因此如果膀胱的氣化功能不好，就會出現小便不利、尿急、尿頻，還有小便不盡的症狀。

足厥陰肝經阻塞，引起【小腹肝膽相關疾病】
臉色差、胸悶、小便無力

　　肝經的循行主要是從足大趾的上部，沿著腳的上部，走內踝，一直向上走到小腿沿著大腿的內側，最後到臀部的內側緣，繞過會陰部，進入小腹的部位，再沿著腹部往上，經過胸脅與肝、膽這兩個器官去互相連接。這條經絡還會繼續往上走，沿著喉嚨、眼部，最後從前額出，直達我們的頭頂。另外還有一條分支路線到我們的口唇跟面頰。還有另外一條支脈會從肝開始，通過橫膈膜，向上流注於肺，最後跟肺經相連接，完成十二經脈循環的路徑。

　　肝負責身體製造跟排泄膽汁，幫助脂肪的分解以及消化，另外肝也可以分解體內的一些毒素，但是肝的功能其實不僅於此，肝還調控了中樞神經系統、自律神經系統，還有影響到一些循環的部分，甚至與視力視覺也有所關連。它還主全身氣機的疏通跟宣洩，疏通全身的氣血跟津液來確保這些運行不受阻。所以肝可以調暢氣的升降出入，因此，全身的健康跟氣血循環，就仰賴肝的調暢功能，如果肝經受阻而導致功能失調，全身的氣機受阻，就會導致身體的機能失調，造成健康上的問題。

　　肝還負責調暢情緒，而我們都知道情緒的健康有賴於氣血的調和，所以若肝經受阻，就會導致肝的疏泄跟氣機流暢受到影響，而讓情緒出現波動，造成抑鬱跟憤怒。而調暢脾胃的消化功能，也跟肝經有關，所以肝經如果順暢，消化功能就會跟著好，一旦肝經受阻，脾胃的消化功能會受到影響，容易出現腹痛、嘔吐、腹脹、拉肚子等症狀。

　　肝主藏血，所以全身血液的儲藏以及調節血液的流量也都由肝臟負責，所以當我們在休息或睡眠時，多餘的血液就會儲藏在肝裡面。白天或是在工作的話，這些血就會從肝運送到全身，所以如果肝血不暢或者肝血不足，就會導致身體無力；肝經如果不暢、肝血不足，會導致兩眼肝澀昏花。

　　另外，肝的表現，也會出現在指甲上，所以如果肝血不足，會導致指甲變得比較軟、比較脆弱。

足少陽膽經阻塞，引起【頭部身側相關疾病】
口苦、頭痛、脅肋神經痛

膽經起源於眼外角，它的經脈有兩條分支，一條支脈往體外行走，前後交錯循行於頭部兩側，繞過耳後方走到肩部上方，沿著胸部的側部一直循行到骨盆處。另外一個支脈則會進入臉頰內，沿著體內向下，從頸到胸，直達到膽。

支脈再繼續往下走，走出小腹，與其他支脈相連接，骨盆那一條支脈也是往下走，沿著大腿到小腿的側邊，沿著足面到足第四趾之間。

另外一個小支脈會離開本經，沿著足大趾與肝經相連。也因此肝跟跟膽的關係非常密切，如果膽經失調，會造成口苦、暈眩、頭痛，經絡經過的部位，例如腋下、胸脅、臀部、下肢的外側部這些地方，也都會出現疼痛。

膽的部分主要在於儲藏跟排泄膽汁。膽汁是由肝臟分泌出來，進入膽腑內儲存，通過膽的疏泄作用，進到人體內的小腸，肝跟膽是一陰一陽、互相表裡與相合，所以膽腑需要肝臟的疏洩功能，才能讓膽的功能更加完善。

如果肝膽的功能失常，就會造成膽的分泌跟排泄受阻，會影響到脾胃的消化功能，出現厭食、腹脹、腹瀉這些消化不良的症狀。若有一些濕熱鬱結於膽經，會使得膽汁外洩，讓肌膚的顏色出現黃疸的症狀，也會出現眼睛黃、小便黃這些狀況。

膽經的循行以下降為順，如果膽氣不利，一些分泌物就會往上竄，形成口苦、嘔吐，出現黃綠苦水這些症狀。另外膽主決斷，在精神意識思維的活動過程中，能夠判斷失誤做出決定的作用。這也跟決斷功能與精神上的刺激是有相關聯的，也會維持跟控制氣血的正常運行，讓臟器的協調上能達到和解的作用，如果膽經通暢，會有助於全身的氣機調暢，也會幫助肝的疏泄作用更好。

Part 03

透過
「中醫瑜伽對症療法」
緩解身體病痛

暢通【呼吸系統】
緩解過敏強化體質

呼吸系統出問題、免疫力低下，
讓肺經保持通暢，按壓肺經上的太淵、孔最等穴位來改善。

暢通經絡 〉 肺經

瑜伽體位 〉 門閂式側彎、雙角式、站姿樹式側彎

按壓穴位 〉 尺澤、孔最、太淵

　　肺經的走向是始于中焦的胃部，在腹部的器官周圍蜿蜒，通過肺部進入喉嚨，最後延伸到手臂，進入拇指跟食指。所以如果肺經不暢，就會導致咽喉出現不適、氣短這些上呼吸道的症狀。所以可以藉由按壓肺經上的太淵、孔最等穴位，並利用門閂式側彎、雙角式瑜伽體位來通調身體，讓經絡運行更順暢是預防呼吸系統疾病，以及提高免疫力的不二法門。

強肺消百病，調理「肺經經穴」暢通肺氣

　　伸展手腕並進行擴胸運動，不僅可以刺激從內手腕一路延展至上手臂的「肺經」，同時也有助於抒解氣結暢通肺氣。所以想要解決呼吸系統問題、提升免疫力，就要讓肺經以及肺經的中府、孔最、太淵、尺澤，可以有效改善反覆感冒、喘不過氣、情緒低落、皮膚問題、鼻塞等症狀。

肺經不通表現症狀

☑ 出現口乾舌燥，有胸悶感、心悸；常感冒、咳嗽

☑ 皮膚蒼白，失去光澤

☑ 頸根部有疼痛感，手腕到手臂出現疼痛、麻痺感

☑ 肩背疼痛

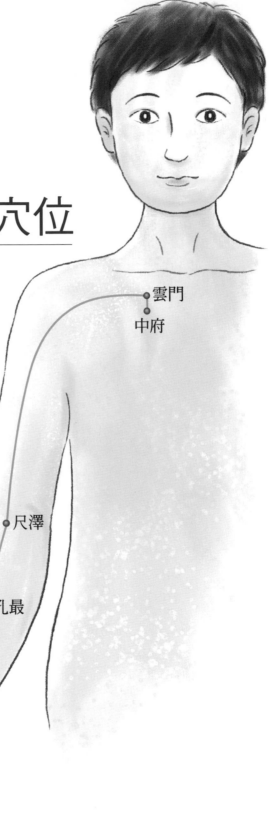

肺經
經絡走向與穴位

肺經經絡
循行方向

雲門

中府

尺澤

孔最

列缺

太淵

少商

按手太陰肺經 3 大穴位達到提升肺氣疏通經絡的效果

平常多多按壓或拍打肺經上的穴位，
不但可以起到養肺、護肺以及潤肺的作用，還能緩解鼻子過敏
在兩手手臂的手太陰肺經經絡上，一共有 22 個穴位，
其中尺澤穴、孔最穴及太淵穴，
常常進行按揉或是搥打，有助於提升肺氣、疏通經絡。

尺澤穴

按壓時間：一次 10～15 秒，重複 10 次

尺澤穴的位置在我們手肘橫紋，肱二頭肌腱橈側內的凹陷處。尋找這個穴位時要把掌心朝上，要稍微的屈肘會比較好取穴位，它在手肘的橫紋內側凹窩處，按起來會有痠痛感。

若能經常按壓這個穴位，具有治療咳嗽、氣喘這類的肺系疾病。如果出現胸悶、咽喉腫痛，也可以透過局部的輕按，來養陰潤肺、調暢氣機、化痰止咳、平喘，還有舒筋活絡的效果。用力按壓的話，可以達到清瀉肺熱，也就是把身體的熱給洩掉，有宣發肅降、調暢氣機以及通調水道的功能，對於長期氣喘、胸悶、咳嗽或者是痰咳不出來的長輩來說，改善效果很不錯。

肺跟大腸是互為表裡，所以這個穴位除了清肺氣以外，也可以和胃，對於一些因為胸悶所導致的想嘔吐、胃酸上逆、膽汁逆流、嘴巴容易出現口苦的人，長期進行按壓，也可以得到不錯的改善效果。另外就是脾胃的運化失司、水穀精微不能好好消化時，就會出現噁逆嘔吐，甚至是拉肚子等腸道疾病，這時也可以按壓尺澤穴來加以改善。

孔最穴

找孔最穴時，要將掌心朝上，從大拇指手腕處到手肘橫紋往上量約 7 寸即位置所在。

它是手太陰肺經的主要穴位，對於容易反覆感冒，或者容易喘不過氣、情緒低落等等問題，有緩解效果。所謂的「孔」是孔隙，「最」就是多。這個穴道主要是用來降肺氣、止血還有清熱效果，常常會用這個穴位來處理急性的症狀，尤其是呼吸道的問題。包括：因感冒的肺氣壅塞所造成的咳嗽，以及氣喘等症狀。

除了可以改善咳嗽喉嚨痛這些手太陰肺經的肺系疾病以外，由於手太陰肺經的循行上有經過的部位包括脇肋之間，所以它可以治療肋間的神經痛還有肺氣不宣的症狀，也可以改善一些氣喘所產生的支氣管痙攣症狀，它比較偏向是治療急性發作時的治標功效，感冒時的胸悶不舒服，進行按壓最能達到直接療效。

太淵穴

太淵穴的位置在手腕側的橫紋橈側，橈動脈搏動的地方。

若能經常按壓這個穴位，可以達到補益肺氣、調解自我的免疫力，補肺益氣止咳化痰，所以對於預防感冒有不錯的效果。

因為是肺經的原穴，所以這個穴位主要功效也就能用來補肺虛，也就是補肺氣的虧損，達到滋養效果。平常若能經常對這個穴位加以按摩，可以治療久病體弱以及肺虛等症狀。此外，太淵穴對於肺功能有很明顯的調整作用，若能常常刺激這個穴位，對於有肺通氣功能障礙的人，或肺部有通氣阻塞性功能障礙，都可以讓呼氣容積與肺活量達到改善效果，進而緩解上呼吸道症狀。

簡單來說，太淵穴主治咳嗽、氣喘、咽喉痛、心悸甚至是手腕、手臂痛，或者對於感冒、呼吸道的感染、氣管炎，甚至是長期慢性咳嗽，還有腕關節的疼痛以及周邊疼痛，都有改善效果。

01 門閂式側彎

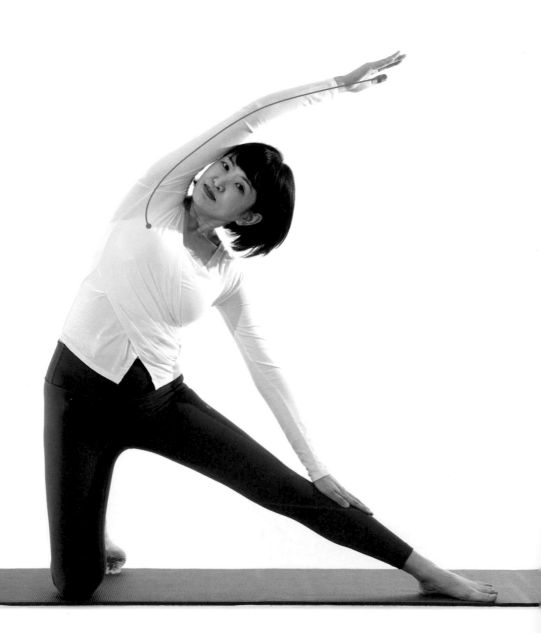

> ────────────〈準備延展肺經吧！〉────────────
>
> 拉伸手臂時，可以讓表層肌肉不再緊繃，也就不會釋放收縮訊息
> 給大腦，如此一來，就可以深入身體的結締組織，讓通過手臂上
> 的肺經氣血能流動的更順暢，同時還能通調肺經上的太淵、孔最
> 等穴位，達到預防呼吸系統疾病的效果。

幫助你暢通肺經，動出最佳免疫力

從經絡路線我們可以看出來，與肺經關係密切的內臟除了有肺，還有胃、大腸，所以肺經和這些器官的聯繫可說相當密切。能做好肺經的暢通，這些相關的器官功能，自然而然就能變得更好了。因此，做門閂式側彎，可以一路從肺經延展到大腸經，不僅可以調整脊椎，更能增進肺的氣血循環，保健肺臟。

做這個動作時，要把膝蓋併攏屁股坐在腳掌上方，呈金剛跪姿，這個姿勢能刺激消化系統。若有膝蓋問題的話，可在膝蓋下方放一個毛巾、軟墊，有助於減緩疼痛。接著把臀部抬高後呈現高位跪姿，確認上半身、膝蓋、臀部、肩膀、脊椎在同一條線上。將左側腳掌先伸展出來，腳趾頭朝向左側前方，腳跟踩地板，要避免左腳踩太寬的距離，而讓膝蓋、髖關節、胸口、肩膀無法在在同一個平面，彎曲時會讓右膝蓋乘載太多的重量。

吸氣時右手輕抬升到到耳朵，再次向上拉高。脊椎向上拉高的過程中，是要確保你的身體有更多的空間，可以讓你的腰部延展、彎曲、收攝及按摩。

右手貼在耳朵，膝蓋打直，將左手滑到左膝蓋、左小腿或左腳踝，把身體彎曲。回正時慢慢的吸氣。右手向上朝向天空，脊椎向上拉直，吐氣時右手帶離開耳朵，手掌翻轉向下，慢慢來到右大腿旁邊，保持身體跪姿，把左膝蓋輕輕的彎曲，收回來到右膝蓋的旁邊，再回到金剛跪姿，稍作休息後再做另一側。

1 預備動作

把腳拇趾互碰，膝蓋併攏臀部坐在腳掌上方，呈金剛跪姿。

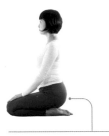
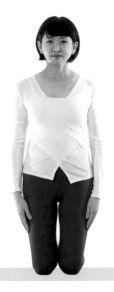

注意脊椎要拉直，腹部微縮，保持腹部向內收縮的壓力，膝蓋放鬆併攏。

2 伸展左腳

將你左側腳掌先伸展出來，腳趾頭朝向前方，腳跟踩地板。

POINT

● 伸展手臂時不僅可以刺激到從內手腕一路延展至上手臂的「肺經」，同時也能進行擴胸運動，有助於抒解氣結，讓肺氣更加的暢通。因此，如果有呼吸系統上的問題，就要讓肺經以及肺經的太淵、孔最、尺澤氣血暢通，能有效改善反覆感冒、喘不過氣、鼻塞等等問題。

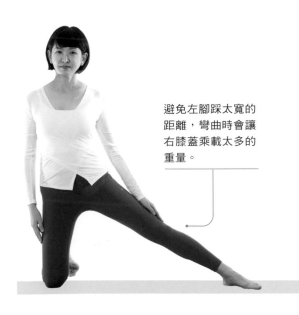

避免左腳踩太寬的距離，彎曲時會讓右膝蓋乘載太多的重量。

3 右手抬升到耳朵，向上拉高

保持膝蓋、骨盆、胸口、肩膀在同一條直線上，吸氣時右手輕抬升到耳朵，向上拉高，脊椎向上拉直。確保讓腰部能延展、彎曲、收攝及按摩。

4 把身體彎曲

將左手滑到左膝蓋，膝蓋打直，把身體彎曲、回正時右手來到右大腿旁邊，保持身體跪姿，把左膝蓋輕輕的彎曲收回，回到金剛跪姿，休息一下，再做另一側。

如果膝蓋打直的過程中出現疼痛，或是出現繃緊感，也可以稍稍彎曲，以放鬆為主。

02 雙角式

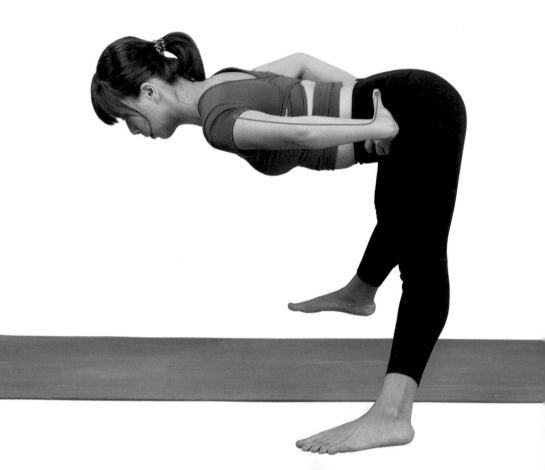

全肺部呼吸的雙角式伸展，提高心肺功能

雙角式是改善肺功能的強肺運動，慢慢做到位能達到全肺部呼吸的動作。當把雙手扶在腰側，脊椎向上延展，吐氣把臀部往後推，脊椎伸直，就能覺察到脊椎被肩胛骨包夾，額頭輕輕地下沉，好好吸氣讓肺臟可以完全打開，吐氣時讓胸腔回到正位，肺臟稍作休息收攝。做這個動作除了能緩解胸部脹痛提高心肺功能之外，更能改善呼吸及消化系統，達到活化全身的功效。

先從站立的姿勢開始，腳踝、膝蓋、髖關節、骨盆、胸腔、肩膀、脖子來到正位姿勢，慢慢把雙腳打開再把臀部後推，當你的骨盆往後延展時，微微的把你的尾椎骨往上提升，讓你的大腿後側延展得更多，刺激得更多。雙手在臀部後方十指交扣向上提，肩胛骨向後畫半圓，慢慢把拳頭上提，覺察肩胛骨往脊椎靠近，腹部保持有力，吐氣的時候肚子收得更多，向內提。起身時，手回放在腰側、保持穩定吸氣時腹部鼓起來，吐氣的時候拳頭朝臀部慢慢靠近，再次吸氣，吐氣時手放在你的腰側保持穩定回到站姿的休息式。

如果髖關節還不夠靈活以及人腿的內部肌肉比較僵硬，雙腳距離稍微靠近一點也沒有關係。

＜告別胸悶氣短、喘咳＞

水液代謝失調、呼吸困難或出現喘咳，都代表肺經出了問題。

而透過雙角式的瑜伽動作，在吸氣、吐氣的過程中，慢慢的把手肘往臀部的反方向向前帶，頭頂靠近到瑜伽墊，透過吸氣鼓起腹部，吐氣時把脊椎放鬆，肩胛骨放鬆，讓呼吸功能更完善，幫助肺氣把津液跟水穀精微散佈到全身各處。

1 預備動作

來到站立的姿勢，確認腳趾頭、腳刀、腳弓、腳跟都安踩在地板上。

腳踝、膝蓋、髖關節、骨盆、胸腔、肩膀、脖子都來到正位姿勢。

2 將雙腳打開

慢慢把雙腳打開，盡可能地與瑜伽墊的寬度同寬。

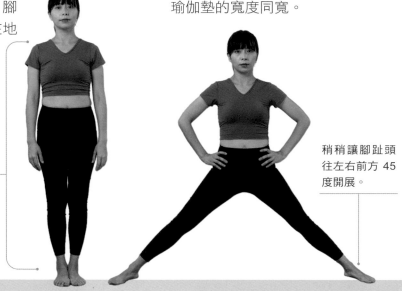

稍稍讓腳趾頭往左右前方 45 度開展。

3 上半身下沉與地板平行

雙手扶在腰側吸氣時脊椎向上延展，吐氣把臀部往後推，脊椎慢慢前傾，上半身下沉與地板平行。

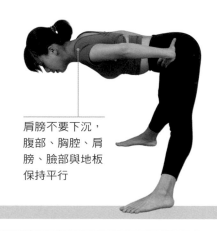

肩膀不要下沉，腹部、胸腔、肩膀、臉部與地板保持平行

POINT

- 在進行雙角式時，把注意力放在手臂內側上，想像著透過雙手向上拉提的過程，把呼吸送入，讓表層肌肉不再緊繃，深入體內結締組織，讓手臂上的肺經經絡氣血能順暢流動，同時還能通調肺經上的太淵、孔最等穴位，達到預防呼吸系統疾病的效果。

4 十指交扣上提，頭往瑜伽墊靠近

把雙手在臀部後方十指交扣，再向上提，感覺肩胛骨被包覆，慢慢把拳頭上提，頭頂慢慢靠近到瑜伽墊。

如果頭無法靠近到瑜伽墊也沒有關係，稍微在空中騰空保持穩定。

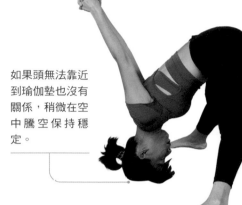
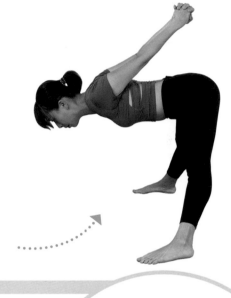

5 準備起身回正

吸氣時腹部鼓起來，吐氣的時候拳頭朝臀部慢慢靠近，再次吸氣，吐氣時手放在你的腰側保持穩定回到站姿的休息式。

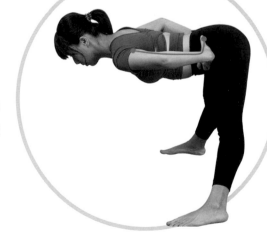

✖ 錯誤姿勢

NG1 站立的時候腹部沒有收緊，腹部的力量放掉，所以呼吸只回到胸腔沒有做全肺部的呼吸。

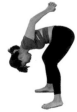

NG2 膝蓋彎曲並且向內旋，髖關節也沒有向外旋轉力量，骨盆就下不去，所以在這個過程裡面不僅是骨盆下不去、脊椎駝背，身體就不會在正位的姿勢上。

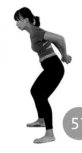

03 站姿樹式側彎

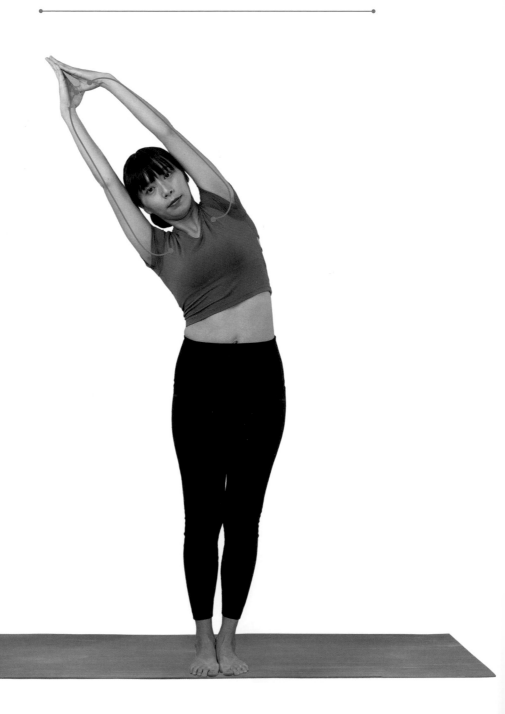

肺經及大腸經內外，都會被擴張、被延展

身體在左右延展的過程當中，肺經、大腸經的內外，都會被擴張、被延展到。同時在左右側邊延展的過程當中會打開你的肋骨，當肋骨打開以後，你的肺臟就有空間去擴張，當你好好吸氣，因為身體的空間足夠，肺臟可以完全的打開，吐氣的時候讓身體回正，讓胸腔回到正位，肺臟也就可以輕輕的稍作休息收攝，慢慢的吐氣會讓你的呼吸變得更加平順，這個過程裡面也可以放鬆你的肩頸，避免手臂疼痛，還有可以改善呼吸狀態。

首先，是要將你的雙腳平踩在瑜伽墊上，確認腳趾頭、腳掌、腳弓、腳跟都安踩在瑜伽墊上，將你的腳踝、膝蓋、髖關節、骨盆、胸腔、肩膀，都輕輕地下沉輕輕的停在那裡，把雙手放在大腿左右兩側，確認肩膀沒有傾斜、沒有左右高度不一致，下巴微縮、眼睛直視前方，脊椎向上延展，吸氣的時候將你的雙手輕輕地向上抬起，來到你的頭頂的最上方，雙手盡可能合掌，手指互碰著，讓手肘靠近耳朵，吸氣向上延展，吐氣的時候讓你的身體側彎向右側，讓你的左側輕輕的擴張，同時你的左手臂、左腋下、左肋骨、左腰側、左大腿都有微微的緊繃感。

右邊的肩膀輕輕地下沉，此時觀想腹部的消化系統部位正輕輕的被刺激、被按摩，同時下巴依然微縮，眼睛直視前方。吸氣輕輕的讓身體回正依然向上拉直，吐氣的時候慢慢的讓身體來到左側，往左側彎曲並且關注你的右手臂、右腋下、右肋骨，右腰側、右大腿，因為延展而有繃緊的感覺，同時把左肩膀放鬆，吸氣把身體回正稍微向上，吐氣把你的雙手慢慢的向下回到大腿左右兩側。

另外，要避免胸口過度擴張、翻轉以及出現壓胸，這些都會影響到呼吸的進行，而讓整體出現歪斜、無法保持正位的原因。

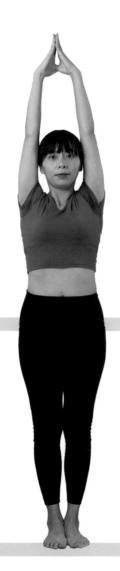

1 預備動作

來到站立的姿勢，確認腳趾頭、腳刀、腳弓、腳跟都安踩在地板上。

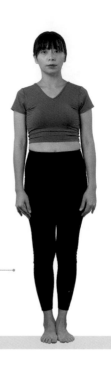

腳踝、膝蓋、髖關節、骨盆、胸腔、肩膀、脖子都來到正位姿勢。

2 雙手上抬手肘靠近耳朵

吸氣，雙手向上抬起到頭頂最上方，雙手盡可能合掌，手肘靠近耳朵。

❌ 錯誤姿勢

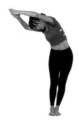

NG1 當你雙腳在瑜伽墊上的時候，可能是腳刀或腳弓翻腳掌，沒有四平八穩的安踩在瑜伽墊上。

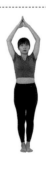

NG2 脊椎向上拉伸過程，肩膀依然是繃緊著，所以手臂碰不到耳朵，手臂出現開展。當身體沒有在一個平面上，其實很容易耗損到脊椎，容易有背部勞損問題。

3 吐氣，讓身體來到右側

吐氣時讓身體來到右側，同時左側
輕輕的擴張。

左手臂、左腋下、
左肋骨、左腰側、
左大腿都有些微緊
繃感。

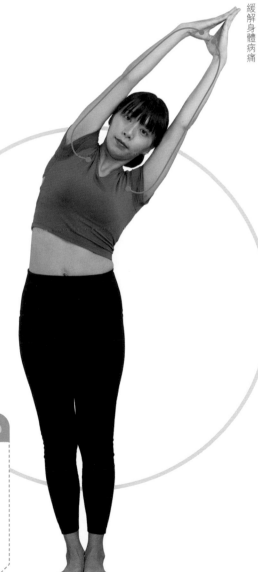

4 回正後換另一側

吸氣時讓身體回正依然向上
拉直，再換左側進行延展。

POINT

- 做站姿樹式側彎這個動作時，在左右
  延展的過程當中，能運動到大腸經的
  內外，以及肺經的內外都會被擴張、
  被延展到。當肋骨打開，肺臟就有空
  間去擴張，過程中還能放鬆肩頸，避
  免手臂疼痛、改善呼吸狀態。

61

暢通【腸胃及頭面五官】達到排毒、緩解便秘美肌效果

時不時的腹瀉、長痘痘或牙齒痛？
讓大腸經不失調，循行路線不阻塞來加以改善

暢通經絡 大腸經
瑜伽體位 駱駝式、弓式
按壓穴位 大腸經：合谷、陽谿、手三里、曲池

　　大腸經的循行路徑是從食指的尖端，沿著前臂的側部和上臂外側前緣走到肩膀上部，在此經脈會分成兩條支線，一個經過橫膈膜與我們的大腸相接；另外的支脈會從體外經過頸部臉頰，繞過另一端到鼻側。若大腸經的經絡不通，除了會出現肚子痛、腹瀉、便秘外，經過口腔跟鼻腔的部分會出現牙痛、流鼻血，甚至經絡循行處會出現疼痛跟熱腫。

通暢「大腸經」，讓身體徹底排毒

　　當腸道長期累積毒素，下半身的血液循環變慢，不僅容易產生肥胖，且會有體臭的情況發生，對於皮膚來說，因為大腸經裡有層層的毒素堆積，皮膚也會變得粗糙、容易出現痘痘或者濕疹，甚至出現斑點。因此可藉由站姿樹式側彎、弓式、駱駝式等體位法，或者按壓合谷、陽谿、手三里、曲池等穴位來緩解。

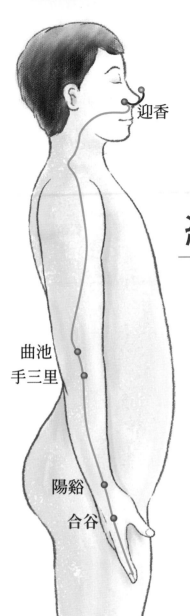

迎香

曲池
手三里

陽谿
合谷

大腸經的
經絡走向與穴位

大腸經
經絡循行
方向

大腸經不通表現症狀

- ☑ 出現肚子痛、腸鳴、拉肚子、腹瀉
- ☑ 便秘
- ☑ 牙痛、流清涕、容易流鼻血
- ☑ 容易長痘痘

63

按壓大腸經 4 大穴位 達到排毒、排濕 緩解頭面五官的痛症

大腸的傳導功能包括胃的升降、脾的運化關聯密切，
若大腸經氣滯導致傳導失常，就會出現便秘或者拉肚子、腹瀉，
而大腸經的循行路徑一共有 20 個穴位，
其中若能經常對合谷、陽谿、手三里、曲池等穴進行按揉，
有助於疏通經絡，達到排毒、解痛的功效！

合谷穴

按壓時間：一次 10～15 秒，重複 10 次

合谷穴的位置在大拇指與食指掌骨間，兩條筋的中間靠近食指處。最簡單的找法，可以把手指併攏平放，然後往最高的點用力稍偏向食指按壓。另外，找這個穴位還有一個簡易方式，就是用兩隻手的虎口去做交叉，拇指互相按在手背上，兩邊都可以同時按到對側的合谷穴。

合谷穴是手陽明大腸經的原穴，是有名的止痛大穴，它有一個別名叫做虎口穴，這個穴道非常有名，常常用來作為止痛的效果，在進行按壓的時候，是要朝著食指的方向去按壓，而不是朝著掌心，按到可以感覺到明顯的痠麻脹痛。

可以用來處理頭面的疼痛，例如頭痛、眼睛痛、牙痛、喉嚨痛，所以有一句話叫「面口合谷收」。除此之外，上呼吸道的疾病，包括打噴嚏、流鼻水或臉部的神經發炎，甚至口腔的疼痛也有緩解的效果。因為屬於手陽明大腸經，所以對於腸胃的消化系統或者是口腔的潰瘍這些症狀，都有改善的效果。

陽谿穴

`按壓時間：一次 10～15 秒，重複 10 次`

在手腕背部橫紋橈骨側，找這個穴位要把手的拇指往上翹，這時會出現兩條筋，在兩條筋的凹陷處就是穴位所在。

陽谿穴跟合谷穴很類似，都常用來處理頭、面部的疼痛，包括神經性的頭痛、三叉神經痛或是牙痛、眼眶周邊的疼痛，甚至是感冒造成的喉嚨痛都可以用這個穴位來處理。由於它也承接著手陽明大腸經的路徑，所以對於一些腸胃道的系統有改善的效果，包括消化不良或者是胃口差、食欲不好都可以按壓這個穴位。按摩的方式，會以拇指的指尖進行垂直按壓，到感到痠脹為主。另外，因為它是可以傳遞熱氣路徑的穴位，所以平常在家裡可以利用吹風機去吹這個穴位。

手三里

`按壓時間：一次 10～15 秒，重複 10 次`

位置在前臂手肘彎曲處，向前大約 3 指幅。找尋這個穴位，除了用等比例分寸以外，另外一個簡單的方式就是把手臂彎曲，在手肘摺痕末端點，沿著橈側的伸腕肌這條肌群往下找，在這條肌群上最柔軟且按壓起來最痠位置。這個穴位是所涵蓋的氣血物質非常多，負責通調人體的上、中、下三部的所有疾病，所以叫手三里穴。因為它屬於手陽明大腸經，所以對於一些腸胃消化不良、肚子腹痛、腹瀉，或者是脹氣、消化性潰瘍這些症狀，都有改善的效果。

曲池穴

`按壓時間：一次 10～15 秒，重複 10 次`

當我們把手臂彎曲成直角 90 度時，手肘出現皺褶的外側，也就是手肘關節彎曲凹陷處，手肘橫紋外側的尺澤穴與肱骨外連線中點。曲池穴的功用很多，可以清熱，也可以治表裡之症，因為行氣活血的作用非常強，所以可以清熱解毒通經止痛，減緩一些熱症所造成的頭痛、牙齒痛或是一些感冒所造成的發燒、眼眶疼痛這些症狀。由於它的位置剛好在手肘，所以通常建議可以用按摩的或艾灸的方式。按摩的方式可以用點壓法，也就是用大拇指的指腹垂直按壓。也可以用刮痧板從上到下刮 3-5 分鐘，讓痠脹感向下擴散，就能改善手肘的一些症狀，以及腸胃的一些熱症等等。

04 駱駝式

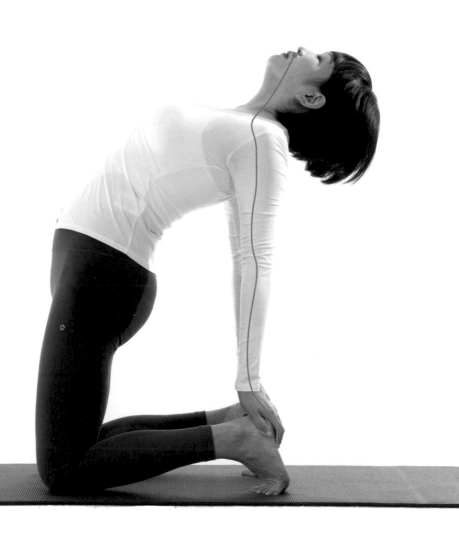

駱駝式能開展胸口，伸展大腸經

駱駝式可以開展你的胸口，除了伸展到大腸經，還可以打開心包經，甚至會刺激更多的肺臟空間，讓它更有力量去做膨脹，呼吸會變得更完整。加上會動用到骨盆的力量，所以這個動作對於女性的骨盆刺激、卵巢使之彈性發展都是很有幫助的。另外一個部分能美化線條，因為當你的臀部往前推時，臀部下方是收緊的，若有梨型身材的人，可以讓臀部收進來，增進下半身線條。

預備式是從金剛跪姿腳掌大拇指互碰、腳跟打開，臀部安坐在腳掌上方，膝蓋併攏，慢慢的把臀部停在腳跟中間；脊椎向上延展，接著慢慢的讓臀部離開腳跟來到高位跪姿，如果是第一次做這個動作的人，會建議把腳趾頭掂在瑜伽墊上，腳跟立著，後仰時距離不會過度拉長，身體張力不會過大，做開胸的動作時，減緩緊張感。右手抓右腳跟，左手抓左腳跟，將大腿、骨盆往前推，此時臀部會施加力量，臀部後側肌肉會向內夾緊收攝。

頭輕輕地往後、往下沉，下巴輕抬，閉上眼睛保持穩定。觀察喉嚨、胸腔、肋骨、腹腔、骨盆全然的被開展的感覺。如果已經熟悉駱駝式體位法的人，可以把腳背貼在瑜伽墊上，嘗試開展張力更大的距離，回正時慢慢吸、慢慢吐，雙手插腰，核心收緊腹部內收、骨盆用力，讓腰、胸腔、肩膀、脖子、下巴收回來，兩眼回到正前方，輕柔緩慢的坐回到高位跪姿、再回金剛跪姿進到休息式。

POINT

● 進行駱駝式時，利用手臂來撐起全身的重量，就如同在對大腸經的經絡，以及經絡上的穴位，包括：合谷穴、陽谿穴、手三里穴以及曲池穴施加壓力，透過如同按摩一般的按壓，就能讓整條經絡更加通暢。

1 預備動作金剛跪姿

臀部安坐在腳跟上方，膝蓋併攏，臀部停腳跟中間，脊椎向上延展臉部面向前方。

把你的脖子輕輕的回收，眼睛面向前方保持穩定鼻子吸氣、吐氣將你的雙手放在大腿左右兩側。

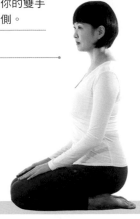

2 來到高位跪姿

第二個動作慢慢的讓你的臀部離開腳跟來到高位跪姿，注意你的膝蓋、大腿、髖關節、脊椎、肩膀都在一個平面上，脖子不刻意往前、往後。

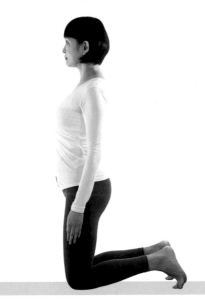

POINT

● 駱駝式是把注意力放在支撐身體的兩手手臂，進行時透過呼吸，感覺到大腸經的經絡被暢通；大腸經的每一個穴位，都被一一的按壓過，同時透過開展胸腔的過程，打開心包經以及肺經。

❌ 錯誤姿勢

NG1 錯誤的壓著喉嚨、壓著頸椎，過程中肩膀沒有向內收攝好，沒有把它開展到肩胛骨與脊椎，長期下來會有上肩膀或是上背痛的問題，同時血液循環會上不到腦部，可能會出現頭暈。另外腹部、骨盆、臀部都沒有力氣，所以臀部推不上去，身體就下不來做駱駝式這個動作。

3 後腦勺往後輕輕下沉，手放在腳跟上方

將後腦勺輕輕地往下沉，下巴輕抬閉上眼睛
保持穩定。臀部向內收緊，把胸腔擴張，手
放在腳跟上方。

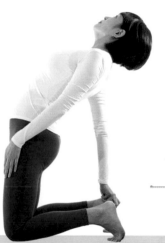

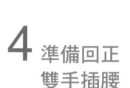

確認好身體處在穩定
的空間你才有能量把
胸腔開多一點，所以
要抓好腳跟。

4 準備回正 雙手插腰

慢慢吸、慢慢吐，雙
手插腰，核心收緊腹
部內收，頭部是最後
回來，回到高位跪
姿、金剛跪姿回到休
息式。

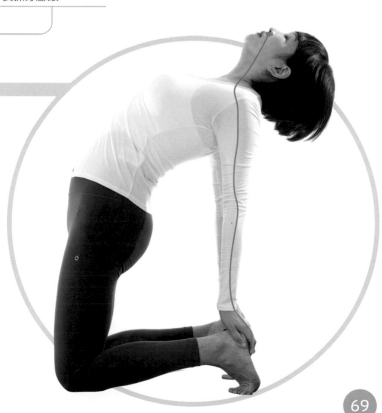

05 弓式

1 身體平趴在瑜伽墊上

把額頭貼在瑜伽墊，雙腳向瑜伽墊左右開展，腳趾頭朝左右兩側腳踝內側平貼在瑜伽墊上。

不要用腰部的力量躺下去，這樣很容易造成腰部脫垂的問題。

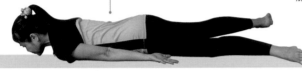

2 雙手抓住腳踝，向上抬升

雙手抓住腳踝，以身體的柔軟度，往脊椎的方向靠近，肩胛骨夾進脊椎。大腿前側輕輕的向上拉提，吸氣時腹部鼓起向前推吐氣時把臀部收緊，維持在這一個弓式姿勢，吸氣、吐氣把胸口慢慢放下，回到休息式。

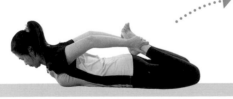

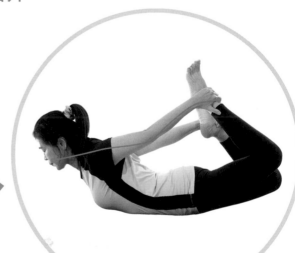

POINT

● 與駱駝式施壓的方式不同，弓式是利用抓住雙腳，來支撐住身體，進行時透過呼吸，去感受大腸經的經絡被暢通；大腸經的每一個穴位，都被一一的按壓過，同時透過開展胸腔的過程，打開心包經以及肺經。

暢通【心臟神經】
遠離所有心腦血管疾病

促進心經的氣血循環，給心臟注入氣血，
讓心經經絡持續通暢，按壓少衝、神門等穴來改善。

暢通經絡 心經

按壓穴位 少衝、少府、神門、陰郄、少海

瑜伽體位 坐姿扭轉、反轉英雄式、嬰兒式

　　心經的循行起始點就是從心臟開始，向上會延伸到喉嚨最後貫穿胸部終於小指頭的雙側手，跟心臟的搏動與血液的運行、中樞神經及大腦血管都有密切關係，所以如果心經不涌暢或者是心氣不足，血液就沒有辦法順暢流動跟運輸；但如果心氣充足，我們的心率跟心跳博動就會正常，而藉由按壓心經上的少衝、少府、神門、陰郄、少海等穴，再搭配坐姿扭轉、反轉英雄式、嬰兒式等瑜珈體位來讓經絡運行更順暢。

讓氣血更充足，「心經經穴」調理暢通肺氣

　　心經通暢的人面色通常會紅潤有光澤，脈相也會有力，精神狀態及睡眠都會好；如果心經不通暢或者是心氣不足，不管是心血管還是神志，都會有失常表現。不僅血液沒辦法順暢流動跟運輸，面色蒼白且沒有光澤，所以打通心經經穴讓心經通暢，精神會飽滿，思緒會非常清楚、反應也會比較敏捷。

肺經不通表現症狀

☑ 喉嚨乾、口渴的症狀　　　　　☑ 心慌、氣短

☑ 上臂的內側疼痛或是手心發熱　☑ 心悸、胸口胸悶、胸痛

心經的
經絡走向與穴位

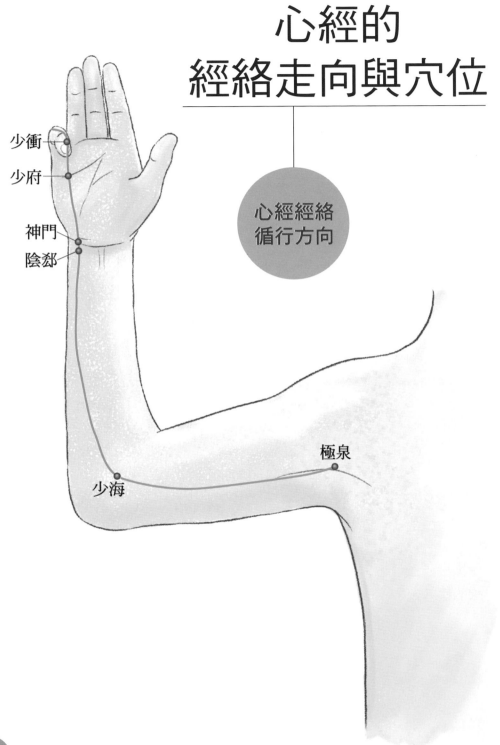

少衝

少府

神門

陰郄

心經經絡
循行方向

極泉

少海

按壓心經 5 大穴位 告別失眠、心悸與焦慮 遠離心血管疾病

心經會去調暢血液的流動，
當心搏動，會把在血管中的血液運送到全身，
而心經的循行路徑雙側一共有 18 個穴位，
若能經常對少衝、少府、神門、陰郄、少海等穴進行按揉，
讓精神更飽滿，思緒清楚、反應也會比較敏捷。

少衝穴

按壓時間：一次 10～15 秒，重複 10 次

它的位置在小指指甲的內側，也就是小指橈側，指甲角約 0.1 寸處，剛好在末梢神經的反射點。它的功效在於開心竅、清神智、清熱、開竅，所以對於長期有高血壓、心臟病的人來說，可做為心臟保養的穴位。另外像是心絞痛、心悸、心痛、胸悶、胸痛或是脅肋痛等也有緩和效果。心經的循行上還可以治療咽喉發炎、急性的高血壓症狀。這個穴位在治療上會在末端做點式放血來做為心臟病的急救穴位。按壓時可以用手肘或是比較尖銳的刮痧板，針對這個位置做局部施壓，在做按壓的同時做揉按刺激這個穴位。頻率不用太高，一天做 1～2 次就可以達到保養心臟的療效。

少府穴

按壓時間：一次 10～15 秒，重複 10 次

把雙手握拳，小指尖點到的位置在第四第五掌骨之間，就是尋找少府穴最簡單、最方便的方式。「少府穴」是氣血聚集的匯聚之處，它有一個俗稱叫做強心穴，所以可以對於一些心慌、心悸、心律不整這些症

狀進行按壓，會有改善的效果。這個穴位可以治療包括失眠、健忘等症狀，同時也可以改善胸悶、胸痛、肋間神經痛或是情緒比較緊繃的時候、出現手腳手腳麻痺的時候按壓，也能起到緩解作用。

按壓的方式會建議直接用大拇指的指腹去按揉這個穴位，用壓放、壓放的方式，重複 10～15 次。

神門穴

按壓時間：一次 10～15 秒，重複 10 次

把掌心朝向自己，從小指向下延伸、手腕關節橫紋處，會有一個骨頭間的凹陷，就是神門穴所在之處。因為有補益心氣，安定心神的效果，所以可以治療的症狀，包括心悶、心絞痛、神經比較衰弱等神智上面的疾病，或是心悸焦慮這一些症狀。最主要的功用在於可以助眠，建議最好可以在睡前 20～30 分鐘前，做輕輕的按壓，來改善睡眠狀況。

陰郄穴

按壓時間：一次 10～15 秒，重複 10 次

在腕橫紋上約 0.5 寸。也就是在前臂掌側，尺側的腕屈肌腱橈側緣凹陷處。這個穴位有一個特殊點，如果長期容易有流鼻血的現象，可以按壓這個穴位來緩解發生頻率，若是正在流鼻血，也可以按壓來止血。此外，按壓這個穴位可以緩解心悸、胸痛、驚悸、盜汗，或者是更年期的潮熱，用強刺激的按壓，直到感覺到有痠麻脹痛的情況。

少海穴

按壓時間：一次 10～15 秒，重複 10 次

屈肘成 90 度，在形成的皺褶內側有個凹下去的地方就是少海穴。少海穴對於理氣通絡、消腫散結，甚至是情緒上的包括癲狂、燥症等，都可以透過這個穴位的按壓達到沉靜心靈、淨化紛雜情緒的效果。

按照經絡循行的部位它也可以處理一些頭暈、頭痛、牙齒疼痛，或者是眼睛出現目眩、眩光這一些的症狀，甚至因為情緒上大幅波動所造成胸悶、氣喘的症狀，也可以透過按壓這個穴道來處理。按這個穴位有一個特殊的方式，按的時候要以按到 3-5 分除了有局部痠脹以外，重點是要按下去有一股麻電的感覺從前臂放射，才代表按的是有療效。

06 反轉英雄式

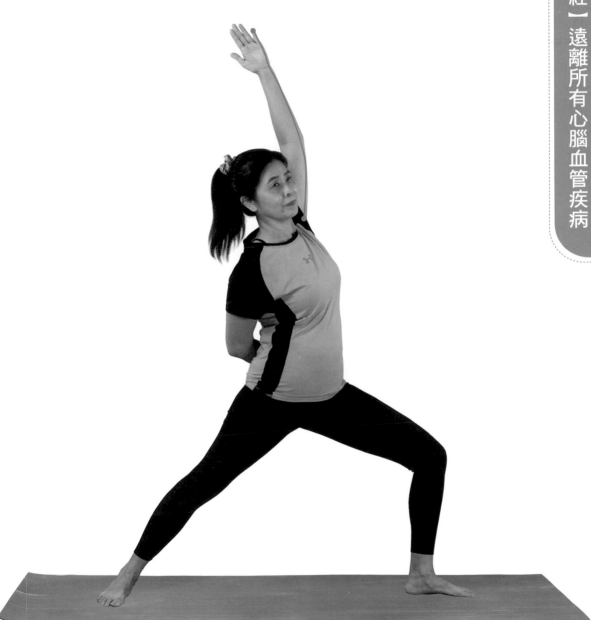

讓身體放鬆、情緒放鬆，緩解身心症

英雄重要的意義，在於幫助你與地面扎根，找到穩定感，因而能向上延展。反轉英雄式的體位法可以增加身體能量，在情緒上為你帶來更多的穩定以及面對生活的勇氣，減少焦慮，且在開展胸腔的過程中，用到胸腔的力量，以及心臟周遭的肌肉，達到讓身體放鬆、情緒放鬆。

做這個動作，先把你的雙腳打開，先做右側，右腳趾頭旋轉 45 度朝向右前方，左腳趾頭朝向前方，右腳跟左腳腳弓呈現 90 度。

讓骨盆正位，內臟器官也會在正確的位置上，在正常的運作狀態下，也能減少婦科問題。讓脊椎向上延展，右手抬高拉伸，把右腋下、右肋骨開展，左手順著左大腿滑到左膝蓋、左小腿。左肩膀向下放鬆，身體的力量依然在的肚子與脊椎。

吸氣，左手慢慢地抬起、右手慢慢下來，就像蹺蹺板的平衡姿勢，保持穩定後，左右手一起放下來，膝蓋伸直，鼻子吸氣、吐氣，慢慢將頭部回正，眼睛面向正前方，雙腳輕輕的旋轉移動併攏，回到休息式。

POINT

- 透過反轉英雄式的體位法，可以拉伸從腋下到體表，再通過手臂的內側，經過手掌心的小指側，最後到達小指指甲內側邊的心經經絡。暢通心經，不僅能暢通全身的血流，同時因為心經的通暢與否，也會影響到情緒、思考以及記憶等神經系統的運作。因此，藉由反轉英雄式的瑜伽動作來通暢心經，告別身心上所有的不適吧！

1 雙腳打開，手平舉右膝蓋彎曲

將你的雙手平舉、雙腳打開，將右膝蓋彎曲，並注意右大腿跟右小腿呈現 90 度先做右側，右腳趾頭旋轉 45 度朝向右前方。

確認腳刀跟腳弓沒翻轉，四平八穩踩在瑜伽墊上。

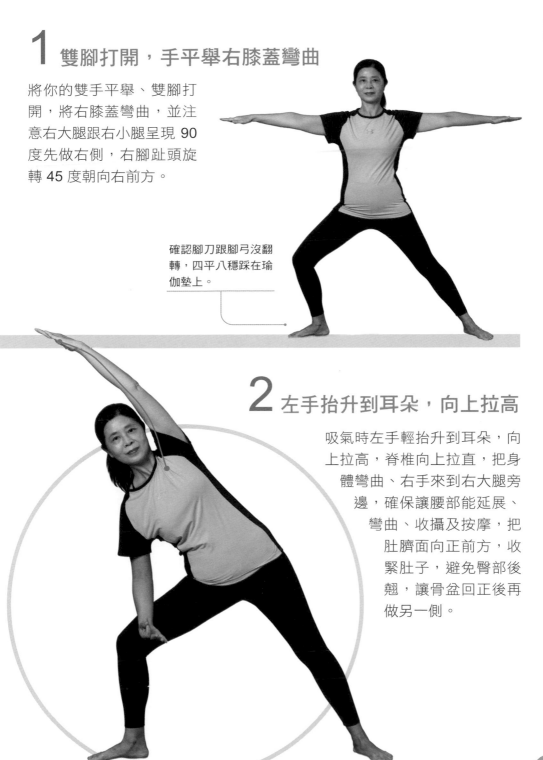

2 左手抬升到耳朵，向上拉高

吸氣時左手輕抬升到耳朵，向上拉高，脊椎向上拉直，把身體彎曲、右手來到右大腿旁邊，確保讓腰部能延展、彎曲、收攝及按摩，把肚臍面向正前方，收緊肚子，避免臀部後翹，讓骨盆回正後再做另一側。

07 坐姿扭轉

1 坐在瑜伽墊上，弓起右腳，左手平抬

將你的雙腳先併攏，右膝蓋彎曲，右腳趾頭是縮放在左膝蓋內側，右腳掌貼在左大腿的內側，身體向上延伸，吸氣時左手輕輕的平抬貼到耳朵。

吸氣時把腋下向上拉伸、肋骨拉開，上半身才有空間做扭轉。

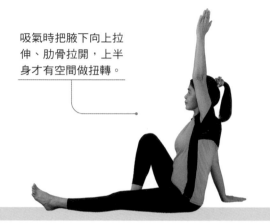

2 左手滑到右大腿外側身體扭轉到右後方

左手滑到右大腿外側，讓身體扭轉到右後方。再次吸氣左手向上伸展，吐氣，左手離開耳朵慢慢放下，右腳伸直，再次來到休息式，再做左側扭轉。

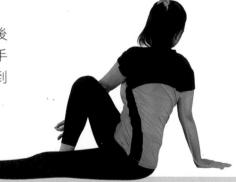

POINT

● 這個動作可以刺激心經，讓你的腸胃消化系統更通暢，同時脊椎有造血的功能，所以能讓你的血液循環變好，刺激身體的代謝，且血液循環代謝的比較好，心臟的彈性也會增加。

08 嬰兒式

如果有腸胃不順、十二指腸潰瘍或容易脹氣便秘的人，可以用這個姿勢去改善腸胃消化系統。

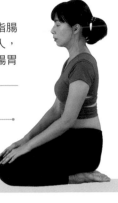

1 預備式金剛跪姿

臀部坐在腳跟上，膝蓋併攏、雙手放在大腿，脊椎向上延伸，肩膀下沉，下巴微縮讓你的胸口自然的朝向前方，腹部內傾，鼻子吸氣、吐氣。

2 手貼瑜伽墊上，胸口脊椎前傾

慢慢吸氣，腹部鼓起來，吐氣時手貼在瑜伽墊上，胸口脊椎稍稍的前傾，手慢慢的往前走到極致，屁股坐腳跟上，下背、臀部跟腰椎有一股向後拉伸的力量。

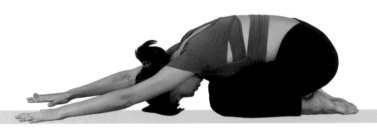

POINT

● 透過嬰兒式的體位法，可以拉伸從腋下到體表，再通過手臂的內側，經過手掌心，最後到達小指指甲內側邊的心經經絡。暢通心經，不僅能暢通全身的血流，同時因為心經的通暢與否，也會影響到情緒、思考以及記憶等神經系統的運作。因此，藉由嬰兒式的瑜伽動作來通暢心經，告別身心上所有的不適吧！

暢通【五官頸部】
緩解消化不良、聽力差
頭痛、耳鳴

總感覺消化不良，還會咽喉腫痛、頭暈、頭痛、耳鳴
暢通小腸經及腕骨穴、陽谷穴、養老等對症穴位來緩解

暢通經絡	小腸經
瑜伽體位	魚式、金字塔式、新月式
按壓穴位	腕骨、陽谷、養老、小海、天宗

　　小腸經起源於小指指端，通過手腕，沿著前臂外後側直到肩胛骨最高處，有一個分支會經過心跟胃跟小腸相連接，另外一個分支支脈，會從體外循行，經過頸部跟臉頰之間，直達眼睛外角到耳內，臉部還有一個短支脈進入眼內角跟膀胱經相連接。如果小腸經失調，會在此經絡所經處出現症狀，比如臉頰腫痛、咽喉腫痛、耳鳴、甚至肩跟臂的外側疼痛，利用魚式等瑜伽體位來緩解。

調理「小腸經穴」改善消化問題、治療肩頸痠痛

　　小腸經如果功能失調，就無法分辨是人體能夠吸收的物質，還是代謝的廢物，當食物沒辦法好好消化吸收，就會出現水穀混雜而導致拉肚子、便溏，甚至影響到腎跟膀胱這些臟器。所以想要解決這些問題就要運用瑜伽體位及穴道按壓來暢通小腸經改善消化問題。

小腸經不通表現症狀

☑ 聽力變差，出現耳鳴　　　☑ 臉頰腫痛、咽喉腫痛　　　☑ 頻尿

☑ 肩膀痛、手臂痛　　　☑ 下腹痛、腹脹

小腸經的
經絡走向與穴位

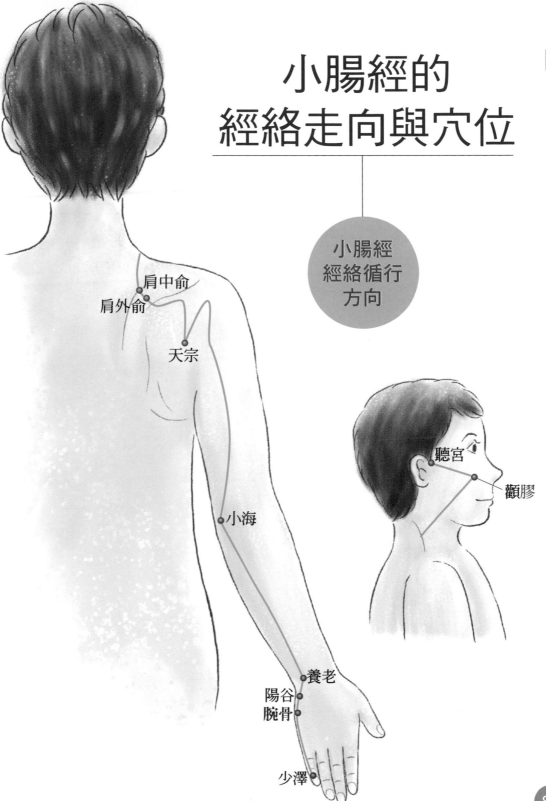

小腸經
經絡循行
方向

肩中俞
肩外俞
天宗

小海

養老
陽谷
腕骨

少澤

聽宮
顴膠

按壓小腸經等 5 大穴位
緩解消化問題及肩頸痠痛

若小腸經有異常或阻塞，

途經的部位，像是耳、下顎、後肩等處就會感到不舒服

尤其小腸經是靠著心經來供應氣血，

所以一旦心臟出現問題，小腸經也會在第一時間出現徵兆

因此，可以透過平常多多按壓或拍打小腸經上的穴位來緩解。

腕骨穴
按壓時間：一次 10～15 秒，重複 10 次

這個穴位在手的外側，第 5 掌骨基底與鉤骨之間的凹陷處，也就是在赤白肉際的交界之處就是穴位所在。

按壓小腸經的原穴—腕骨穴，可去我們身體的濕跟熱，因此這個穴位常用來治療一些熱症、發炎，包括口腔炎、肝炎、膽囊炎、高熱，甚至像糖尿病、頭痛、肩頸痛，甚至是落枕、黃疸、糖尿病等等這些症狀也有緩解效果。若突然落枕時，對此穴進行按摩，可以改善頸部的活動度。同時腕骨穴是一個血壓的反射區，所以對於高血壓或是因為緊張焦慮引起的血壓上升，按壓這個穴位以強力按壓的方式會有很好的降壓效果。

陽谷穴
按壓時間：一次 10～15 秒，重複 10 次

找這個穴位時手腕要彎曲，沿著手腕橫紋的外側尺骨莖突與三角骨之間的凹陷中。這個穴位聚集了很多的熱，它會吸收手太陽小腸經的所有熱氣在這裡匯聚而從這裡去疏散到全身的各個部位，用這些熱氣的熱能明目安神、通經通絡、調和營衛的效果，也可以透過熱氣的聚集跟宣發，讓整個氣血運輸更為流暢，所以有助於人體的新陳代謝，提升人體免疫力，調控血壓的功效。

養老穴

按壓時間：一次 10～15 秒，重複 10 次

位置在手背雙手的小指下方，大概在手腕背面突出關節旁邊。

「養老」顧名思義就是在養護老年人，養護長輩，主要針對的就是一些老人家常見的症狀，包括全身的腰腿痠痛，都可以透過這個穴位來治療。尤其可以改善像是乾眼症、白內障、視力退化、老花眼這一些的眼睛症狀。

它主要是把身體的陽氣散發到全身，所以有舒筋活絡的效果。對於老人家的睡眠障礙、阿茲海默症，或者是耳鳴、記憶力衰退全身的肩頸僵硬，甚至是高血壓、三高的問題都有改善的效果。

小海穴

按壓時間：一次 10～15 秒，重複 10 次

位置在在手肘關節後側，當我們手肘彎曲時，最突出的骨頭就是小海穴。

小海穴也是在容納精氣血的地方，按壓這個穴位主要治療的症狀包括：頭痛、頸部痛、耳鳴、手肘痛、癲癇，這是因為經絡循行的部分有經過這一些的地方。其次對於清熱、止痛、安神、定志、去風，或是情緒上的症狀，也有舒緩的效果，此外，手肘的一些局部疼痛麻，例如高爾夫球肘、網球肘的症狀，也都可以獲得改善。

天宗穴

按壓時間：一次 10～15 秒，重複 10 次

這個穴位在上背部肩胛骨高處，大概在肩胛骨的中央。

在《針灸甲乙經》裡面有提到，「肩重肘臂痛不可舉，天中穴阻」所以這個穴位主要是對於肩背、肩胛骨的疼痛，或是胸痛、肩膀痠痛。而有豐胸穴之稱的天宗穴，對於乳房痛、乳腺炎、乳汁分泌不足也有治療的效果。

總結來說，它可以改善肩關節的局部周圍肌肉疲勞，促進氣血的運行，也有豐胸美乳的效果，對於預防乳腺增生效果很好。

09 新月式

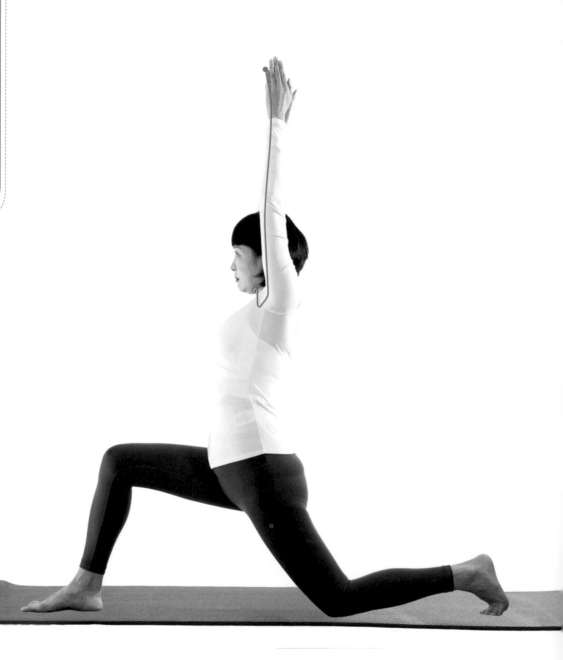

促進身體的連結，舒緩背部疼痛

　　新月式像環狀一樣，膝蓋會往前傾，腹部會支撐你的脊椎，當雙手往上推展時，可以預防五十肩，當胸口完全的往上延展、擴張時，使呼吸調順，透過胸腔往前延展後背脊椎集中力量時，可以舒緩下背跟上背部疼痛，這個體位法可以促進身體的連結，讓你的大腿產生肌力、更為穩定之外，情緒安定，就像夜晚的月亮給人舒服感，新月式也是帶來這樣的功能，讓人穩定、沈著下來，所以新月式是很適合在睡前做的瑜伽體位法。

　　預備姿勢採雙腳盡可能的開展，約肩膀兩倍寬的距離，先做右側，右腳朝向前方，左腳跟著右腳一樣朝向前方。完整的吸氣、使上半身擴張，吐氣時讓身體力量放鬆一點，把顫抖的位置釋放出來。右腳與左腳的腳趾頭在同一個方向，左腳腳跟抬起，腳趾頭掂起來，保持穩定手扶著腰，確認你右膝蓋保持 90 度，將雙手向左右兩側向上延伸，好像圓滿的月亮畫起來，吸氣，手貼著耳朵向上。

　　吐氣時，左腳腳跟往後延伸，把腋下力量打開、肩胛骨夾緊，這個動作可以釋放手部及腋下左右兩側的經絡，同時釋放焦慮跟緊張情緒。在睡前做，不帶任何的緊繃感，把眼睛、嘴唇輕閉，去感受這個動作，為身體帶來的滋養。

　　好好的吸氣，呼吸時，讓腹部完全擴張，吐氣時再次把骨盆往下沉，讓你的整個後側、背部向上向後伸展像新月一樣，這也是新月式的代表體位。

　　練習此式，可以有效強化雙腳、腳踝、小腿、膝部和大腿的力量，增強肌肉耐力，鍛煉練習者的意志力；增強循環系統的功能，增加肺活量；提高身體的平衡控制能力；舒展髖部和肩部，糾正各種不良體態，使身體變得更輕盈。

1 預備動作

可以跪姿為起始姿勢。吸氣後右腳向前邁出一大步，腳掌緊貼地面，右腿膝蓋彎曲 90 度，左腳往後延伸呈低弓箭步膝蓋著地，雙手放在兩側。

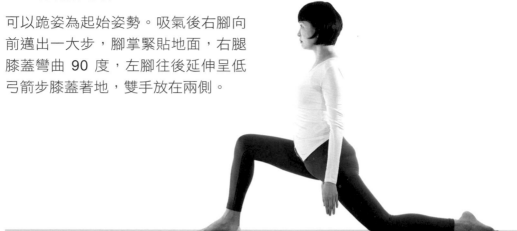

2 雙臂先平舉

吸氣，雙臂平舉，擴張肩部和胸部，手臂伸直向上帶動身體，繼續延伸脊柱，下沉小腹。

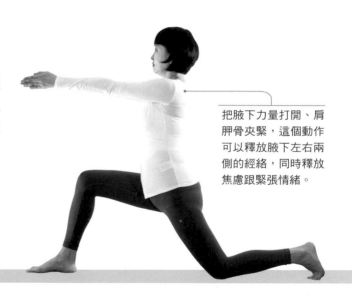

把腋下力量打開、肩胛骨夾緊，這個動作可以釋放腋下左右兩側的經絡，同時釋放焦慮跟緊張情緒。

POINT

● 透過新月式的拉伸，可以暢通小腸經經絡從腋下到體表，沿著前臂外後側到肩胛骨最高處，最後到達小指指端。這一段主要從脖子到肩胛骨再到手指端的經絡如果能夠通暢，就能改善肩膀及脖子四周的不適感。除了新月式，也可以利用魚式及金字塔式來緩解不適。

3 雙臂上舉過頭

將平舉的雙臂帶動身體再上舉過頭頂，過程中貼緊雙耳，力量擴張到肩部和胸部，手臂伸直，延伸到脊柱，髖部擺正停留大約 5-8 次呼吸時間，雙手帶動上身緩慢回復，調整呼吸後，換腿練習。

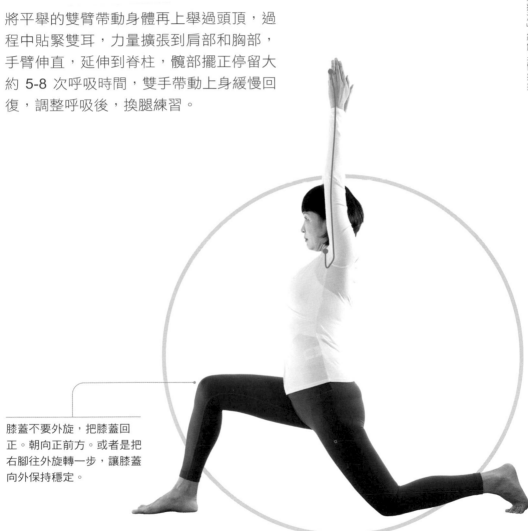

膝蓋不要外旋，把膝蓋回正。朝向正前方。或者是把右腳往外旋轉一步，讓膝蓋向外保持穩定。

10 魚式

1 預備動作

身體平躺，把小腿、臀部、後背、肩膀、
手臂還有後腦勺，平貼在瑜伽墊上。

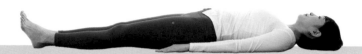

2 吸氣把腹部鼓起來

吸氣時腹部擴張，吐氣時再次把腹部放鬆。把手肘當作一個支架撐在瑜伽墊
上，胸口朝向天空持續擴張，把下巴仰高，頭頂貼在瑜伽墊上支撐著上半
身，身體呈現半圓弧形。

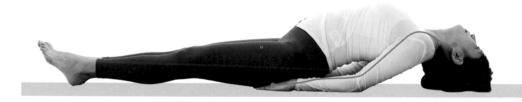

3 慢慢放鬆回到預備姿勢

慢慢把頭往後滑，下巴輕輕的收下來，肩胛骨放鬆下沉，後背平躺下來、手
肘伸直，雙手輕輕的移開，回到預備姿勢。

POINT

● 魚式是把注意力放在支撐身體的兩手手臂，進行時透過呼吸，去感受
小腸經的經絡被暢通；小腸經的每一個穴位，都被一一的按壓過，同
時透過開展胸腔的過程，打開心包經以及肺經。

11 金字塔式

1 預備動作

雙腳踩在瑜伽墊上,開展距離
是肩膀兩倍以上的寬度。腳趾
頭往外 45 度角,右腳旋轉到
右前方。雙手插在你的腰側,
腹部內收,身體往前推。

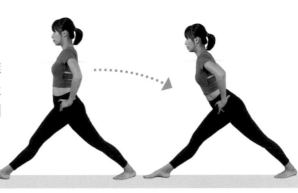

右腳會完全的被延伸,
右大腿、右膝窩會拉
緊,有緊蹦感,可以改
善腿部的線條,也讓腿
部的肌力更為強健。

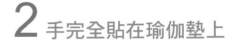

2 手完全貼在瑜伽墊上

背脊輕輕的往前、往下安
放。吐氣時手完全貼在瑜
伽墊上,再次吸氣。

3 胸口靠近大腿、膝蓋、小腿

吐氣時把臀部稍微往後推,胸口盡
可能靠近大腿、膝蓋、小腿。吸
氣、手貼瑜伽墊,脊椎向上,臉部
面向前方,吐氣時,把你的手扶著
腰間,慢慢讓身體回正。

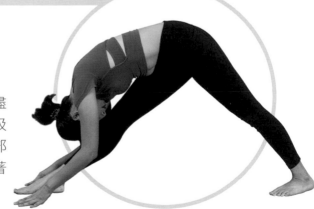

POINT

● 這個動作能刺激到我們的脊椎及腹部,同時血液會從心臟流向頭部,
能促進腦部血液循環增強記憶力,改善焦慮、失眠。其次金字塔式是
左右兩側都會做到的,右側的時候就會按摩到右側腹部的器官,消化
系統跟肝膽腸胃等內臟刺激按摩,可以增進代謝的功能。

暢通【胸腔心臟】
緩解胸悶、心悸，不再失眠

自律神經失調，或者容易出現心悸、胸悶等現象，
可以讓心包經保持通暢，並多加按壓天池、郄門等穴位來改善。

畅通經絡 ▷ 心包經
瑜伽體位 ▷ 桌子式、頭頂地三角式、流動駱駝式
按壓穴位 ▷ 天池、天泉、曲澤、郄門、間使、內關、大陵、勞宮、中衝

所謂的心包，它是一個覆蓋在心臟的外囊，一般來說心包經的症狀跟心血功能不平衡比較有關連，因為心包經主管著心臟外圍，比如說心包、心血管這些經絡，所以當心包經不通時，常會出現胸滿悶感、心悸、心跳加速或者胸口出現灼熱感。另一方面因為心主神明，與精神方面有所關連，所以倘若心包經阻塞，比較容易出現包括自律神經失調、癲狂、狂躁、失眠等困擾。

暢通「心包經經穴」，強健心肺告別失眠

心包經起於胸中，通過胸、上下腹到三焦經。支線會一路沿著胸往手臂內側經過肘窩，再沿著前臂到達中指指尖。在這條經絡中一共有九個重要的穴位，包括：天池穴、天泉穴、曲澤穴、郄門穴、間使穴、內關穴、大陵穴、勞宮穴、中衝穴，所以平常多多按壓這些穴位，或以流動駱駝式等瑜伽體位來暢通心包經。

肺經不通表現症狀

- ☑ 出現胸滿悶感、心悸、心跳加速
- ☑ 腋窩、手肘出現痙攣疼痛
- ☑ 自律神經失調、癲狂、狂躁
- ☑ 胸口出現灼熱感
- ☑ 失眠

心包經的
經絡走向與穴位

心包經
經絡循行
方向

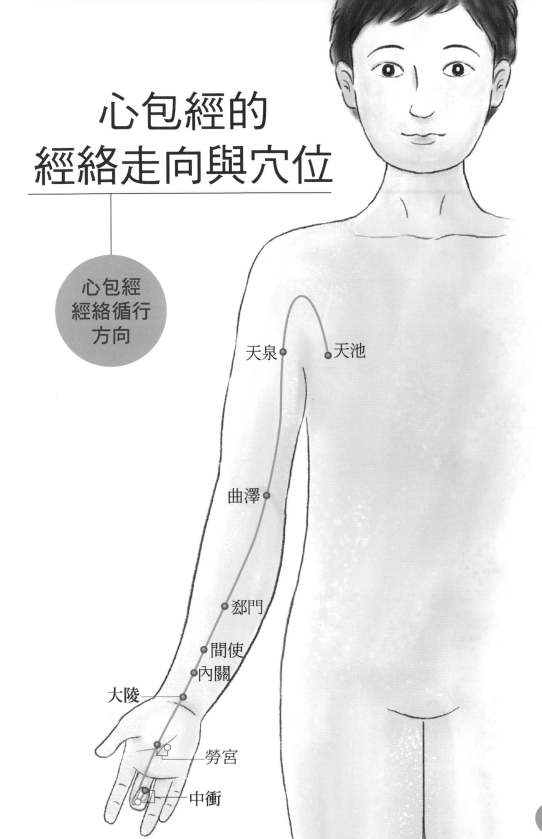

天泉　　天池

曲澤

郄門

間使

內關

大陵

勞宮

中衝

按壓心包經上的 5 大穴位 就能緩解胸悶、心悸 一夜好眠

如果經常有失眠、多夢或者容易醒、難入睡這些問題，
甚至經常覺得心煩、健忘、胸口鬱悶，
可以多多按壓或拍打心包經上的穴位，
除了可以讓血管更加通暢，心跳平穩正常外，
還能平衡自律神經，對於有失眠困擾的人也有很大的幫助。

天池穴

按壓時間：一次 10～15 秒，重複 10 次

在乳頭往外一橫指的地方。

這個穴位主要是治療局部的胸悶、胸脹、心煩；或是咳嗽、感冒造成的痰多、氣喘、胸悶、胸痛、腋下腫痛等等。對於產婦來說，如果有乳汁分泌不足、乳腺炎的現象也可以按壓這個穴位來改善。還可以治療包括心肌炎、心絞痛以及肋間神經痛、消乳脹或乳腺組織分泌不足這些症狀，都可以按壓這個穴位來緩解。按壓時，用中指指腹去垂直按壓，記得不能重按，這是因為肋骨下半部也是屬於肺的位置，以輕柔按的方式，一次 3～5 分鐘。

天泉穴

按壓時間：一次 10～15 秒，重複 10 次

位置在臂內側腋下前紋頭下 2 寸位置。在找穴時要把手臂打直，掌心朝上的方式來尋找，在肱二頭肌肌腹間隙當中，

按壓功效主要在於寧心、理氣，活血通脈，開胸止痛，在臨床上常常用來治療前臂疼痛，或是感冒產生的慢性支氣管炎。此外，它有開胸

活血的效果，有一些胸悶氣短、或感到胸脹，甚至是咳嗽咳痰不出來的老人家，按壓後都會覺得比較緩解，除了按壓，也可以透過刮痧或者是熱敷甚至泡湯的方式，都可以讓這些症狀獲得緩解。

曲澤穴

> 按壓時間：一次 10～15 秒，重複 10 次

找這個穴位的時候手心要朝上在肱二頭肌肌腱的尺側，沿手肘的橫紋上。

包括心痛、心悸、胃疼痛、焦慮緊張產生的嘔吐噁心感，還有清燥熱或心神昏亂不明，若有中暑症狀或中暑後的急性腸胃炎、拉肚子、腹瀉，都可以按壓這個穴位來達到清熱效果。透過局部按壓，也可以改善手肘跟前臂的疼痛，還有上肢的麻跟震顫的症狀，也可以改善感冒咳嗽，緩解慢性的心慌驚悸的症狀。

勞宮穴

> 按壓時間：一次 10～15 秒，重複 10 次

可以用四隻手指頭向內輕握拳，中指指尖壓在掌心點的位置就是勞宮穴的位置，在第二第三掌骨之間。

這個穴位的特殊點是對於中風昏迷或中暑的人，在進行急救時很重要的穴位。此外，它可以改善手部冰冷、提神醒腦、清心火、清邪熱、穩定心神，強壯心臟的功能。也因為能安神，所以如果有情緒上的問題，可以常常進行按壓。此外，對於治療中風後的昏迷，中暑、心痛、癲狂或癲癇等症狀，也有一定的功效。

內關穴

> 按壓時間：一次 10～15 秒，重複 10 次

位置在手腕橫紋的中點，大概往上三橫指的寬處，找的時候會把對側的三個手指頭並攏，放在腕橫紋上來尋找，這個穴位剛好在兩條筋的中間位置。按壓內關穴可以治療噁心、想吐、暈車、頭痛、失眠、心悸、胸悶、偏頭痛這些症狀。對於一些手指麻以及媽媽手的症狀，也能有所改善。另外，它有和胃、寬胸止嘔、理氣降逆、寧心安神的功效，所以也常常用來改善有睡眠障礙或者是有失眠的症狀。

12 桌子式

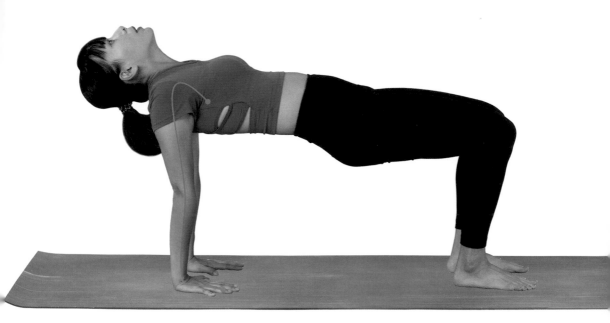

拉展到心包經，能幫助消化系統

讓胸腔、腹部、及骨盆都朝向天空，把手跟腳當成支柱，手撐瑜伽墊的時候胸腔挺出來會拉展心包經，增強手部力量並改善全身疲倦現象。其次，在日常裡，我們都很習慣縮著肩膀做事，或緊張時縮著肩膀。桌子式就是一個有效的反轉動作，反轉你肩膀往前的現象，所以當你覺得肩膀緊繃，或者動一下脖子就出現聲音的人，可以進行桌子式，因為它是相對簡單的體位法。

預備式是把臀部坐在瑜伽墊上，手貼瑜伽墊上，腳底距離臀部大約是兩步的距離。手距離你的臀部也是兩個手掌的距離。每個人的身體長度不一樣，所以可以用自己的身體做測量。

當你腳底踩好、腹部內收，肩膀稍微放下，下巴微縮、眼睛直視前方。鼻子吸氣、吐氣，吸氣時臀部準備離地，慢慢的感覺臀部有股輕輕向上的力量往上抬。注意到大腿與膝蓋等高時，就是臀部可以停在那裡的位置。大腿與膝蓋等高，安放臀部、腹部內收，脊椎推直，胸腔開展，肩膀在手腕正上方，膝蓋在腳踝正上方，身體就是一個平穩的桌子。此時腳趾頭跟手指頭都是在同一個方向，軀幹來到平面後，下巴上抬，鼻子吸氣、吐氣，頭稍微往後，吸氣把腹部鼓起，吐氣時臀部慢慢地坐下，手跟腳都不移動，臀部坐下來，脊椎回正、眼睛直視前方，保持穩定。

POINT

- 桌子式主要是要放鬆的心包經。如果縮著腋下，縮著肩膀，手也會過度緊繃，就會失去刺激心包經穴道功能。有些人因為肩胛骨打開，脖子下不去，但沒有關係，不要有任何壓迫狀態。下巴不能抬高也沒有關係，下巴稍微收進喉嚨，眼睛依然看向天花板就好，整個過程以不憋氣為目標。

NG1 往外角度太開，核心就沒有辦法用力。因為你要讓你的脊椎關節都正位才會有力量背支撐上去。

NG2 腳跟手的長度距離沒有測量好，角度太小，沒有良好的支撐，身體就會上不去，沒辦法做到平整。

1 預備動作

把臀部坐在瑜伽墊上，手貼瑜伽墊，腳底距離臀部大約是兩步的距離。

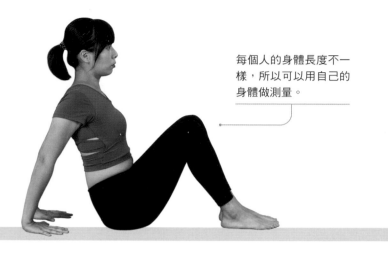

每個人的身體長度不一樣，所以可以用自己的身體做測量。

2 吸氣時臀部離地

腳底踩好、腹部內收，肩膀放下，下巴微縮、眼睛直視前方。鼻子吸氣、吐氣，吸氣時臀部準備離地，慢慢的感覺臀部有股力量往上抬。

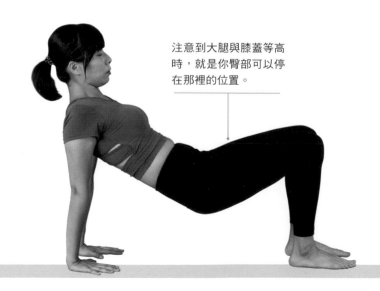

注意到大腿與膝蓋等高時，就是你臀部可以停在那裡的位置。

3 開展胸腔，讓身體成平穩的桌子

大腿與膝蓋等高，安放臀部、腹部內收，脊椎推直，胸腔開展，肩膀在手腕正上方，膝蓋在腳踝正上方，身體就是一個平穩的桌子。

此時腳趾頭跟手指頭都是在同一個方向，軀幹來到平面後，下巴上抬，鼻子吸氣、吐氣，頭稍微往後。

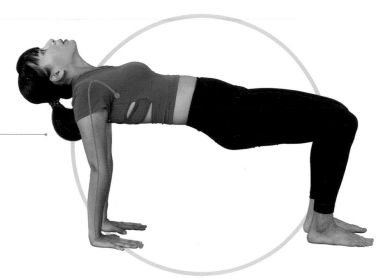

4 吐氣時臀部慢慢坐下

吸氣把腹部鼓起，吐氣時臀部慢慢地坐下，手跟腳都不移動，臀部坐下來，脊椎回正，保持穩定。

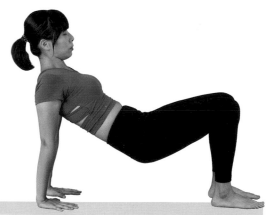

POINT

● 讓胸腔、腹部、及骨盆都朝向天空，把手跟腳當成支柱，在這個過程裡面用到手的力量就是心包的力量，手撐瑜伽墊的時候胸腔挺出來會拉展到你的心包經，幫助到消化系統，還有全身疲倦的問題也可以得到改善。

13 頭頂地三角式

1 預備動作

把雙腳打開為肩膀兩倍以上的寬度。把雙腳往外打開，確認腳趾頭都踩好，可以向外旋轉45度。

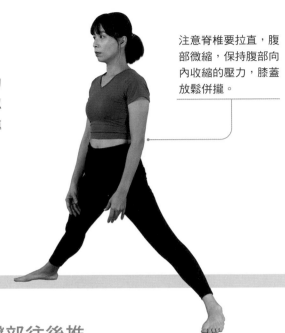

注意脊椎要拉直，腹部微縮，保持腹部向內收縮的壓力，膝蓋放鬆併攏。

2 雙手扶在腰部，臀部往後推

吸氣時，把雙手扶在腰部，吐氣時，把臀部慢慢地往後推。

脊椎也輕輕的向前延展，讓胸口、肩膀與地面平行。

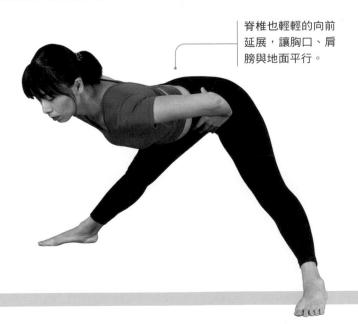

3 頭放瑜伽墊上，手指勾住腳掌

吐氣時讓腹部收更多，頭部到瑜伽墊上，讓後背脊椎下沈更多，延展到頸椎。雙手大拇指跟食指，勾住腳掌的大拇指，身體呈現三角式的姿勢。再次吸氣，腹部鼓起來，吐氣的時候讓身體回正。

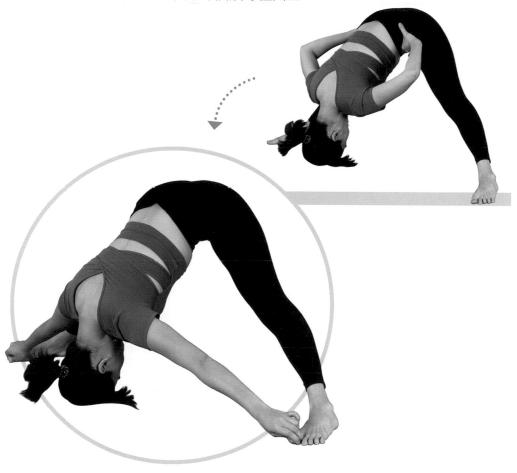

POINT

● 在日常裡，我們都很習慣縮著肩膀做事，而頭頂地三角式是一個能有效反轉肩膀往前的現象，所以當你覺得肩膀緊繃，或者動一下脖子就出現聲音的人，可以進行這個瑜伽動作來拉展你的心包經，去感受心包經經絡被暢通、每一個穴位，都被一一的按壓過的舒暢感。

14 流動駱駝式

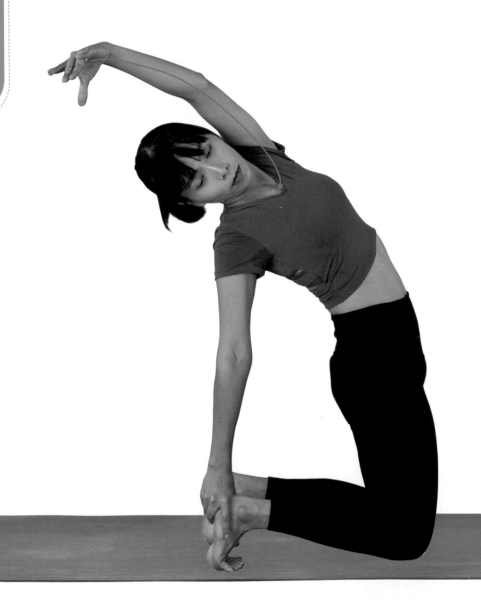

幫助消化系統能夠被刺激跟按摩

流動駱駝式除了心包經，還能促進三焦經跟心經的經絡暢通，幫助腹部器官能夠被刺激跟按摩，我們腹部最大的器官就是消化系統。而消化系統又稱為人體的第二大腦，如果消化系統太過於緊張可能產生腸胃不適現象，有這煩惱的人就很適合做流動駱駝式。

預備動作是先來到金剛跪姿。臀部坐在腳跟上，雙手貼在你的大腿上，脊椎向上延伸，下巴微縮，眼睛直視前方，慢慢的吸氣，腹部鼓起來。吐氣的時候再次把肩膀放鬆，雙手放在臀部的左右兩側，如果可以試著先讓腳趾頭立在瑜伽墊上，腳跟靠近你的身體多一點。身體往後拉的距離不會太大，腳跟立好、膝蓋立好。如果膝蓋有點疼痛的人，瑜伽墊墊上兩層或者是著輔助的器材。

右手的手掌去抓住右腳的腳跟，左手保持放在左大腿外側，保持穩定，吸氣時腹部鼓起來，吐氣時肩膀放鬆，準備做左手臂的流轉，吸氣、左手往前滑慢慢的滑到你左耳側，此時可以讓身體順勢的往右邊傾倒，保持穩定，吐氣時把你的左手往後帶，頭部也往後，下巴微抬，再次吸氣腹部擴張，吐氣，左手往下滑下來帶到左側的身體，左側做完後休息一下，回到金剛跪姿，準備好再換另一側。

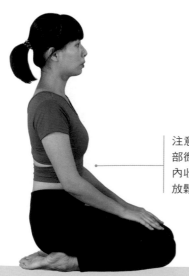

1 預備動作

先來到金剛跪姿。臀部坐在腳跟上，雙手貼在你的大腿上。

注意脊椎要拉直，腹部微縮，保持腹部向內收縮的壓力，膝蓋放鬆併攏。

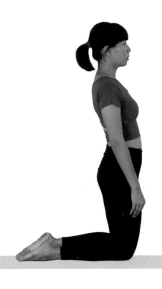

2 高跪姿

吐氣的時候再次把肩膀放鬆，來到高跪姿，可以試著讓腳趾頭立在瑜伽墊上，雙手放在臀部的左右兩側。

3 先做左手臂的流轉

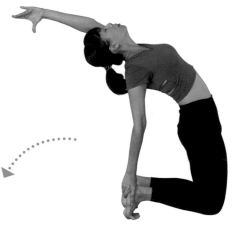

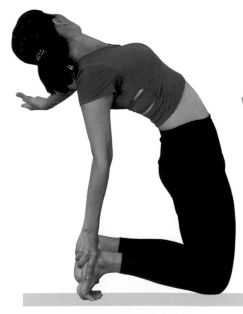

右手的手掌去扣住右腳的腳跟，左手保持放在左大腿外側，保持穩定，吸氣時腹部鼓起來，吐氣時肩膀放鬆，準備做左手臂的流轉，吸氣、左手往前滑慢慢的滑到你左耳側。

POINT

● 進行流動駱駝式，除了心包經，還能促進三焦經跟心經的經絡暢通，幫助腹部器官能夠被刺激跟按摩。如果消化系統太過於緊張會有胃痛問題的人，就很適合做流動駱駝式來緩解。

4 讓身體順勢的往右傾倒

讓身體順勢的往右邊傾倒，吐氣時把左手往後帶，頭部也往後，再次吸氣腹部擴張，吐氣左手往下滑帶到左側的身體，回到金剛跪姿，換另一側。

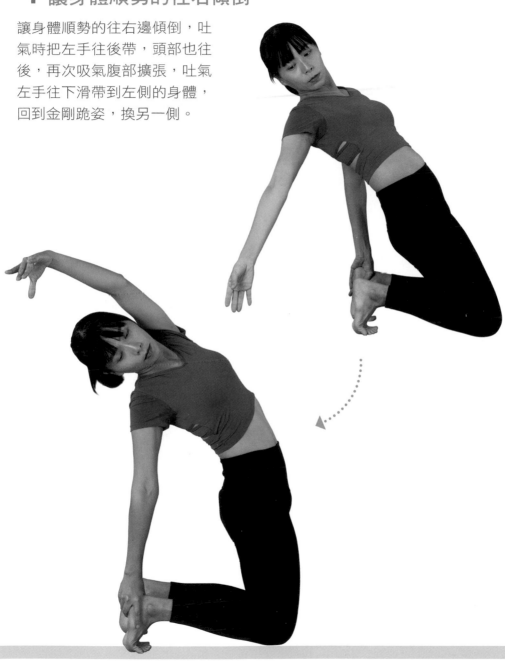

5 反覆動作 3-5 次

這個流動的練習，你可以做 3-5 圈或，如果覺得體能狀況很好，進行時也能感覺到放鬆，做 5-7 圈也沒問題。

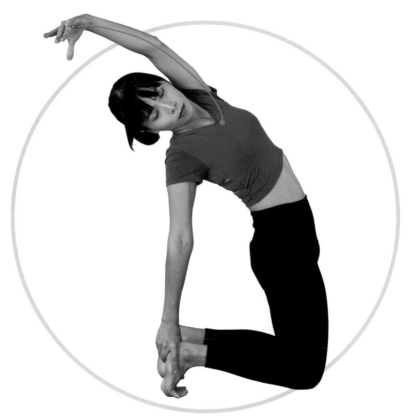

❌ 錯誤姿勢 --

NG1 在這個過程裡，臀部依然坐著，手勾著腳底時，腹部沒有力氣，肩胛骨會出現代償，脖子過度的伸直，當你在做牽引時，頸部會被拉扯太多容易產生肩膀痠痛的代償問題。

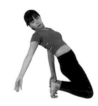

NG2 從頭到尾臀部都沒有施力，這個動作最重要就是透過腹腔的力量去加壓消化系統，使之被刺激、按摩與照顧，所以若腹部沒有力量，就無法刺激到消化系統。

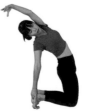

暢通【五官咽喉】 緩解耳鳴、咽喉腫痛 全身發熱

三焦經可以理解為我們體內的內分泌系統，
它影響的是五臟六腑之間氣、血的運作與協調，
暢通三焦經，就能調節好自律神經，不僅能穩定情緒，更不容易生病！

暢通經絡	三焦經
瑜伽體位	燭火練習、攤屍式
按壓穴位	肩髎、天井、會宗、外關、陽池、絲竹空

　　三焦經是人體水分流通的通道，是氣血跟津液運行到五臟六腑的流通管道，是所有臟腑的外衛功能，分為上、中、下焦。上焦是橫膈膜以上，包括心跟肺。中焦是橫膈膜之下、肚臍以上，包含肝、膽、脾、胃。下焦是肚臍以下，包括腎、小腸、大腸、膀胱，由此可知他是人體非常重要的經絡，影響我們體內氣、血以及內分泌的協調與否。

暢通「三焦經經穴」，達到調節自律神經、穩定情緒的功效

　　主宰著體內氣血及津液的流通管道，如果把他想成是內分泌系統，可能更好理解。所以一旦阻塞，就會出現自律神經失調、消化不良、全身發熱、甚至排尿障礙等症狀。只要經常按壓三焦經上的肩髎、天井、會宗、外關、陽池等穴，或者經常練習燭火練習、攤屍式等瑜伽體位來緩解。

三焦經不通表現症狀

☑ 出現消化不良、全身發熱、排尿障礙	☑ 臉部出現魚尾紋、容易長斑
☑ 全身的水液循環出現障礙而水腫、小便不利	☑ 容易耳鳴、耳朵疼痛

三焦經的
經絡走向與穴位

三焦經
經絡循行
方向

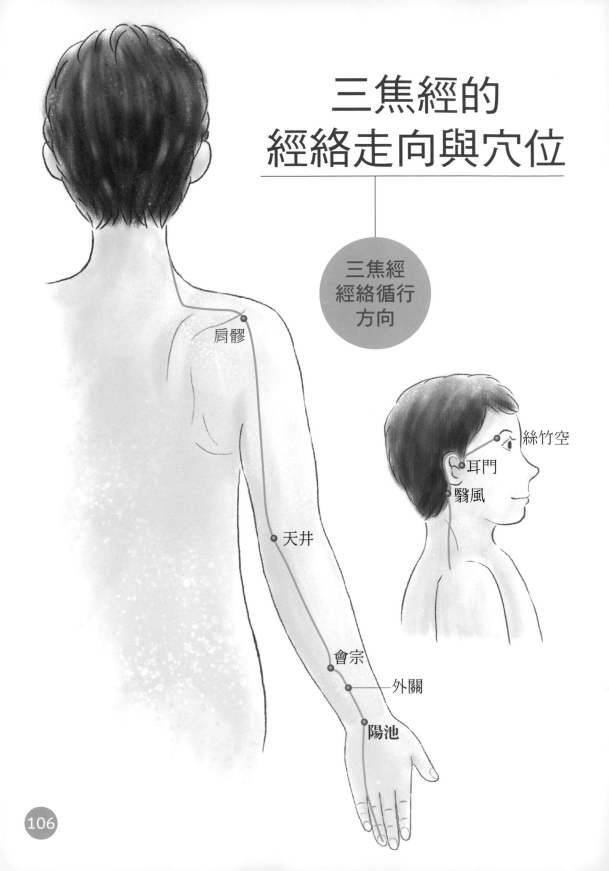

肩髎

絲竹空

耳門

翳風

天井

會宗

外關

陽池

按壓三焦經的穴位
調整體內臟腑機能，達到
提升身體免疫力

三焦經就像是內分泌及淋巴系統，
可以調整體內臟腑機能，若三焦經通暢，
體內循環、淋巴代謝以及免疫功能都能大幅提升，
所以平常多多按壓或進行按揉三焦經 23 個穴位，
有助於疏通經絡。

天井穴

按壓時間：一次 10〜15 秒，重複 10 次

手插腰，在肘尖（尺骨鷹嘴）後上方約 1 寸凹陷處。

按壓天井穴，可以行氣散結、清熱涼血、通經活絡，所以可以處理像是偏頭痛、落枕、喉嚨痛、咽喉痛等症狀。也可以改善手肘關節周邊的軟組織，像是網球肘、高爾夫球肘這一些的症狀。因為具有安神通絡的效果，所以可以改善包括癲狂症等。

肩髎穴

按壓時間：一次 10〜15 秒，重複 10 次

把上臂平舉外展，在肩峰後下方凹陷的地方。

這個穴位可以治療局部的肩膀痠痛、五十肩、肩周炎或者手臂抬不起來，韌帶的撕裂或者是中風偏癱的人。另外，像是蕁麻疹、胸膜炎或者有一些腦血管後遺症者，根據經絡的循行，它也可以處理肋間神經痛的症狀，主要功效可以通經活絡、祛風除濕，對於中風的復健偏癱也可以按壓此穴。

按壓時，用對側的中指跟食指的指腹做捏揉按，進行強力按壓。

外關穴

手背朝上，從腕關節中央往手肘處約三指橫寬的位置，即為外關穴。

三焦經的經氣血會在這一個關卡集中，往外散佈到三焦各個地方，這個穴位可以處理一些頭痛、耳鳴、便秘或者是一些熱所造成的頭痛、發熱、眼睛腫痛、手腕關節、手肘的扭傷、挫傷等。另外，對於一些中耳炎或者是鼻子過敏、初期的感冒初所造成的頭痛、發燒等症狀，會特別有效。而三焦經經絡會經過眼睛、頭頸、肩膀、肩胛這些地方，所以如果有落枕、五十肩，按壓這個穴位也很有效。按壓的時候以大拇指指腹進行，要按到有痠脹感為止。

陽池穴

尋找這個穴位時，會把手腕往內折，這時會出現幾道皺摺，在靠近手背的那一側的皺褶正中央凹陷處。陽池穴是支配全身血液循環，以及全身荷爾蒙分泌的重要穴位，刺激這個穴位，可以讓全身的血液循環暢通、溫和身體，尤其是在冬天時進行按壓，可以改善手腳冰冷。此外，按壓這個穴位，可以緩解偏頭痛、眼睛痛或是耳聾、耳鳴這些症狀，以及局部的手腕疼痛，例如媽媽手、滑鼠手等等。按的方式，建議要慢但按壓時間要長一點，因為它是在發散全身的氣血，所以兩邊對側輪流按壓。

會宗穴

在手背的腕關節中央手肘處，大概 4 個指橫寬的位置。

此穴位就是把三焦經三部的陽氣往上送到天部會合，所以稱為會宗。按壓方式，會建議用對側的中指跟食指指腹去揉按 3-5 分鐘，直到感覺痠麻脹痛。主要治療三焦經經過的位置，比如耳朵。所以可以治療耳聾、耳鳴，以及肩膀疼痛、上肢痙攣跟疼痛。另外，它有安神、定志的效果，所以可以針對一些痙攣，比如有癲癇的話，可以按壓後起到安神的效果。

15 燭火練習

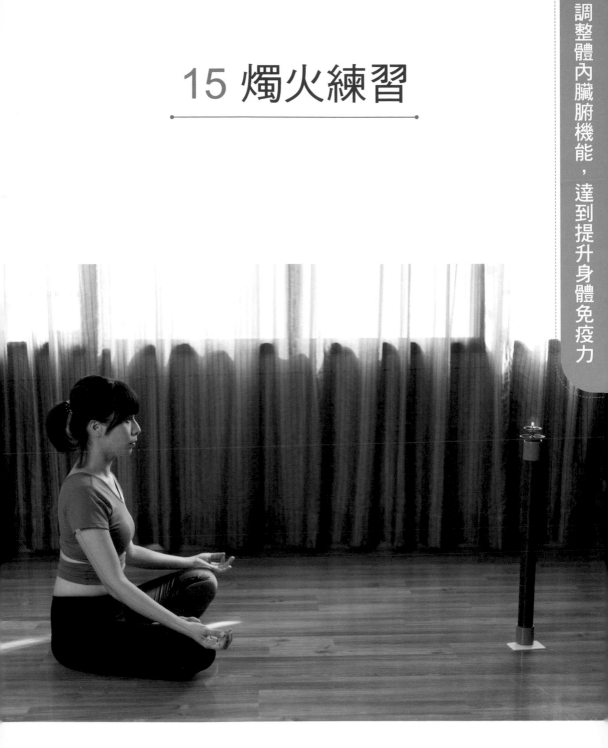

燭火練習是練習專注的方式，跟著燭火時眼睛盡可能不眨眼，可以讓淚腺進行分泌滋潤雙眼，讓眼睛得到修復，乾眼症、飛蚊症，還能讓淚腺暢通。因為淚腺跟鼻子是相通的，可以讓鼻子呼吸道的問題減少，讓呼吸變得更順暢，也可以改善喉嚨的問題。

　　在印度，進行靜坐之前會先進行燭火練習，也會做呼吸練習，進行這個練習的好處，就是抗焦慮。因為思緒都關注在燭火上，不會讓過多的思緒紛飛，猶如正念般，在關注燭火的當下，不容易被干擾，也不會讓思緒去影響，心就定在這裡，心就會穩定下來。

　　燭火練習建議每天進行，但如果沒有時間，一開始每天進行 20 分鐘，但是越來越熟悉後，可以縮短到 12 分鐘，練習的時候一定要在全暗的空間，眼睛就只有這個燭火的光，另外燭火在微風中，會微微的閃動，眼睛就會跟著彈性調整。所以有助眼睛的視覺追蹤保持眼球的彈性，讓眼角的視角開展得更多。

16 攤屍式

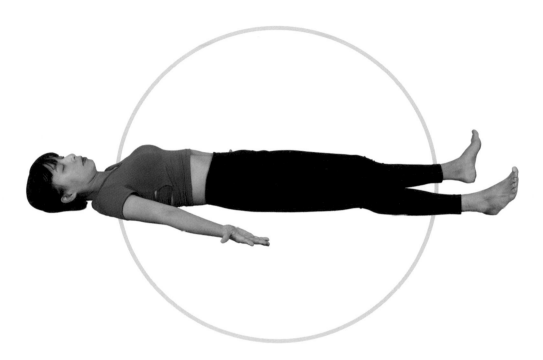

三焦是身體的通渠，讓身體能夠平躺、放鬆，鼻子吸氣、吐氣，在這個過程裡面，讓身體的穴位完全的順暢流動著。

休息的體位法

平躺雙腳與肩同寬，雙手放在身體的左右兩側手掌心朝向天花板，吸氣腹部鼓起，吐氣時腹部內收，感覺肚臍靠近你的脊椎，保持自然呼吸不要憋氣，當身體修復完後，身體能量都還在進行著，不要突然跳耀起來。

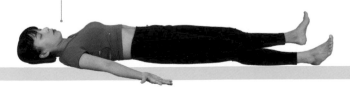

主要是一個休息的體位法，不論陽瑜伽、陰瑜伽、哈達瑜伽練完後，請一定要進行這個收攝的練習，它是所有體位法的最終體位法，也就是攤屍式。從身體的意涵面來說，身體經歷了不斷的變化動作後，需要給自己一段修復的時間。攤屍式有全身掃描的概念，告訴自己腳趾頭放鬆、腳底、腳跟、腳背、腳踝、小腿、膝蓋、大腿、髖關節、骨盆、腹部、胸腔、手臂、脖子、整個頭部、臉部、後腦勺都輕輕的放鬆。

　　體位法做完，基本上身體是熱起來、開通的，就像經絡上說的，通則不痛、痛則不通，當你已經運動完了，身體基本上是通暢的狀態下，氣流血液、經絡去流動、讓氣去按摩身體的各個穴道，使之在身體裡面各自運行。

　　而不是在做完體位法後，馬上就去做日常生活上的事情，應該給自己一段安靜的時間，該去行走的氣就去行走，讓三焦經去運作，讓身體的渠道去運作、去流通、去把阻塞的地方推展開來。

　　所以修復收攝放鬆，都是在這個攤屍式裡面一次呈現，進行攤屍式的時候是要把意識專注在身體特定的某一個部位，比如說：腳趾頭、腳掌、腳跟、腳踝等等，逐一的去檢視身體的部位，每一次的專注，都使那個特定部位逐漸放鬆，做到身體掃描完後，把注意帶到呼吸。

　　呼吸是最能夠修復內臟器官善巧方法，透過呼吸，把腹部胸腔肩膀打開，吐氣把你後背部的肩膀放鬆，安放身體每一個緊繃的部位，透過呼吸，調整平靜的能量，把呼吸的速度放慢，身體的能量品質就會大幅提升。

POINT

- 三焦經主宰著體內氣血及津液的流通管道，所以透過攤屍式，把身體從頭到腳做一次全身性的身體掃描來暢通，還包括肩、天井、會宗、外關、陽池等穴位，最終達到調節自律神經、穩定情緒的功效。

1 起身時右手滑到右耳邊，左膝蓋彎曲

吸氣的時候右手滑到右耳邊，左膝蓋彎曲，讓你的右手輕輕的撫著腹部，慢慢的讓你的左膝蓋、左手掌慢慢的側身，讓你的右側身體平躺在瑜伽墊，左膝蓋跟左手掌平貼在身體前方。

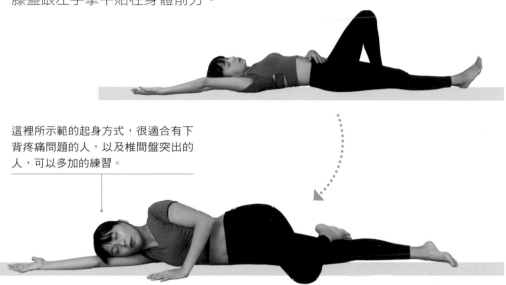

這裡所示範的起身方式，很適合有下背疼痛問題的人，以及椎間盤突出的人，可以多加的練習。

2 雙腳併攏，雙手放在身體的左右兩側

用你的左手掌、左膝蓋支撐著右側的身體，透過吸氣、吐氣，用手肘跟手掌的力量，把身體側身推坐起來。

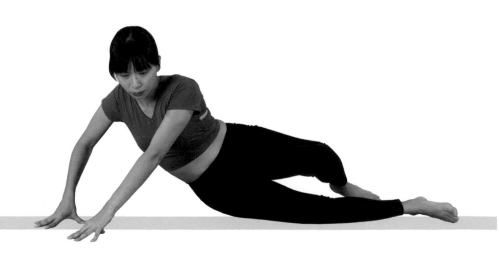

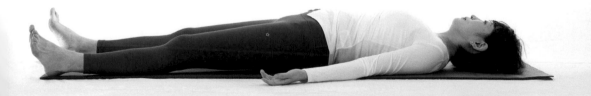

暢通【消化系統】
緩解胃痛、倦怠、失眠

疏通脾經，可以防病養生，
讓脾經保持通暢，還能強化免疫力！

> **暢通經絡** 脾經
> **瑜伽體位** 金剛跪姿、大身印式
> **按壓穴位** 太白、公孫、商丘、三陰交、陰陵泉、血海

　　脾經的循行是起於大腳趾，沿著大腿內側，行過腳內踝，沿著大腿及小腿內側直上，進入腹腔與脾相聯繫。「脾主運化」，維持著消化功能，若脾經出現失調或路徑受阻，就會出現腹脹、拉肚子、下痢胃脘痛、身重無力這些症狀，循行的部位也會出現舌根僵硬、疼痛，或者下肢內側腫脹等等問題。

暢通「脾經經穴」緩解食欲差、嘔吐、倦怠

　　所以可以藉由按壓肺經上的太白、公孫、商丘、三陰交等穴位，並利用金剛跪姿、大身印式瑜伽體位來通暢經絡。

肺經不通表現症狀

- ☑ 腹痛、腹脹跟腹瀉
- ☑ 四肢無力
- ☑ 月經失調、尿血、吐血、便血、出血
- ☑ 下肢內側腫脹

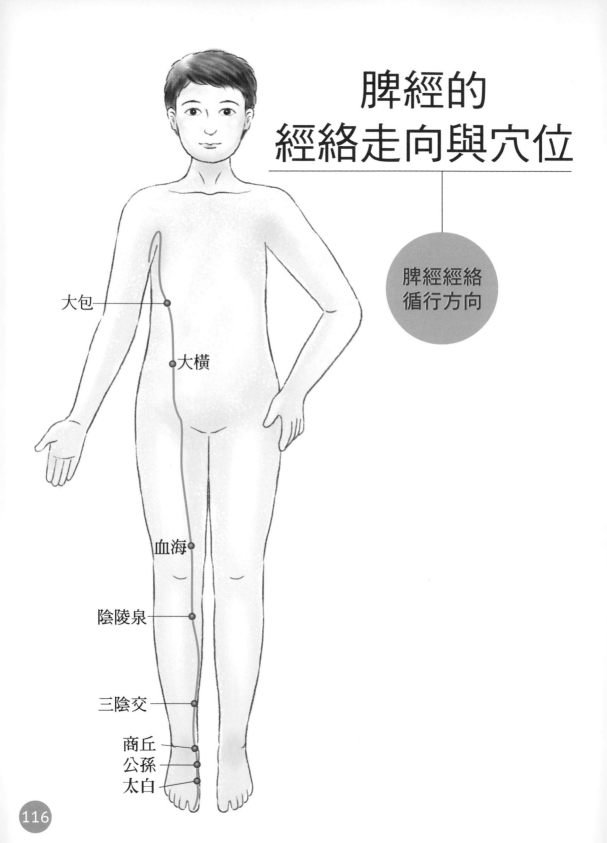

脾經的
經絡走向與穴位

脾經經絡
循行方向

大包

大橫

血海

陰陵泉

三陰交

商丘

公孫

太白

116

按壓脾經上的 6 大穴位
能讓氣血足
達到強健肌肉的效果

脾經在循行上一共有 21 個穴位，
在下肢內側及足部有 11 個穴位，
剩下的 10 個穴位分布在側胸腹部，
如果有胃腸道疾病、泌尿生殖系統病症，或者呼吸道病症，
都可以透過按壓這些穴位來舒緩！

太白穴

按壓時間：一次 10～15 秒，重複 10 次

　　脾經的原穴太白穴位於腳的內側緣，大腳趾本節後下方，赤白肉際凹陷之。太白穴是一個健脾、補脾很重要的穴道，而這個穴位屬土，所以可以改善脾土的一些症狀，像是拉肚子、便秘、腹瀉、腸鳴、胃痛、腹脹等症狀，有改善的效果，或者常見的急性腸胃炎、消化不良、胃痙攣，甚至有新陳代謝、內分泌的問題，也可以按壓此穴來獲得緩解。按壓太白穴有一個簡單的方式，就是透過雙腳互相的踩壓，就可以達到按摩的效果。

公孫穴

按壓時間：一次 10～15 秒，重複 10 次

　　它的位置在腳背最高點往內踝向下延伸，剛好在骨邊的凹陷處。主要功效在健脾益胃，有通調衝脈、補脾和胃、調心安神的功用。主要處理的症狀還是偏向於腸胃不適、胃痛、腹瀉、腹脹、拉肚子，按的方式是用大拇指的指腹去按揉，除了可以補脾和胃以外，因為有調心安神的功用，所以對於一些心煩躁或是情緒造成的失眠、睡不好、多夢這一些的症狀都有改善的效果。

117

三陰交穴

在小腿的內側腳踝正上方，大概是 3-4 根手指頭並攏的中間的位置。三陰交穴非常重要，它剛好就是肝經、腎經跟脾經三條經的交匯點。肝經負責排毒、解毒；腎經是管理水分的代謝跟泌尿生殖功能；脾經是主管消化吸收，三陰交穴結合排毒、解毒及處理生殖泌尿道的功能。針對生理痛、生理不順或四肢容易冰冷有改善效果。

商丘穴

在內踝的前下方，跟另外一側的丘墟穴位置相對應。主要的功能在調節脾胃跟腸胃這些系統。我們知道脾統血，所以也跟血液的循環有關，它的特殊功效在於可以改善血液造成的發炎症狀，透過按壓商丘穴，可以把這些發炎物質從身體代謝跟發散出去。也因為可以健脾化濕、通調腸胃，所以可以處理腸鳴、腹脹、消化不良、胃脹氣等症狀。

陰陵泉穴

膝蓋內下方，從膝蓋到小腿按壓到一個凹陷處即位置所在。陰陵泉是脾經上的排濕氣的大穴，管理著全身水液的穴位，主要在通調水道，調節我們身體內的濕氣，所以刺激這個穴位，就能很快速的排出體內的脾濕氣過重的症狀，像是尿液的滯留、尿失禁、尿路感染等。最重要的功效就是可以消腫，建議上班族長期久站有水腫的狀況，可以按壓這個穴位，改善下肢水腫的問題。

血海穴

大腿打直，在大腿內側靠近膝蓋處凹陷處，往上緣走大概二寸就是穴位所在。它是脾經上面最重要的穴道之一，因為脾經的血會聚集在這裡，此穴位可以幫助脾臟的運行、化血為氣，所以對於腦血管疾病，包括中風、腦梗塞這一些，都可以藉由刺激這個穴位讓血液循環變好，因為可以引血歸經，所以有雙向調節功能，女性生理期經量過多或過少，都可以透過這個穴位來調整。

17 金剛跪姿

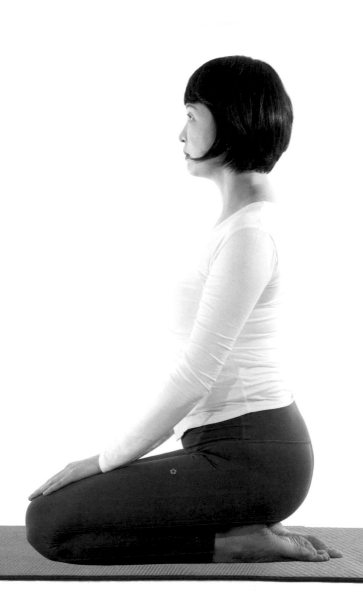

金剛跪姿是眾多種瑜伽體位法裡面，唯一可以在吃飯前、吃飯中、吃飯後進行的體位法，是任何時間都可以做體位法。其他的體位法不論是進食或是餐後的兩個小時，都不建議練習，因為大量的扭轉刺激到你的內臟器官會不舒服。

　　金剛跪姿會刺激到胃經跟脾經，跟人體的消化與代謝系統非常的相關，如果有便秘脹氣腸躁症的問題或者是一緊張就容易或胃緊縮腸胃不舒服的人，都可以多做金剛跪姿。這個動作相當的簡單，任何時間都可以進行。

　　在做這個動作時，將你的大拇指互碰，腳跟打開，把臀部安坐在腳跟腳掌的中央。當你臀部坐好，脊椎向上延展、肩膀放鬆，胸口面向前方只要把手自然地放在大腿前側就好。若是膝關節跟髖關節、踝關節比較緊繃的人，可以準備抱枕墊在的大腿跟小腿中間，或放在小腿下方，讓被壓迫的腳踝跟膝蓋多一個緩衝。其次，大腿跟小腿中間加一個抱枕或者是瑜伽枕，可以幫助膝蓋彎曲的程度沒有那麼大。做的時候會自然的打嗝、排氣，這就是身體正在做修復，正打通著胃經與脾經。

POINT

- 脾經是以腳拇趾內側為起始點，經過內踝，連接到比較靠正面的小腿內側，經過大腿內側、腹部和胸部，再一路延伸到胸側。所以利用金剛跪姿這個瑜伽動作，來對這條經絡進行重力按壓，同時想像著透過按壓的過程，將呼吸送入，深入體內結締組織，達到緩解緊繃的肌肉。

18 大身印式

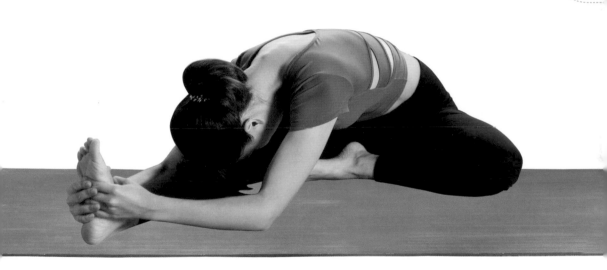

＜對脾經進行按壓＞

透過大身印式讓腹部往內收緊時，大量的刺激到消化系統被按摩、擠壓，就能舒緩器官的緊繃感。其次，透過大身印式，讓身體前傾，就能包覆身體重要器官，達到緩解焦慮緊張以及不安。同時，透過大身印式這個瑜伽動作，對脾經進行重力按壓，進行時要想像著透過按壓的過程，將呼吸送入，深入體內結締組織，來幫助消化系統的放鬆。

1 預備動作

讓你的身體先來到 L 型，此時確認臀部骨頭是坐在瑜伽墊上。

如果兩個骨頭沒有坐在瑜伽墊上，骨頭沒有立定在地面上就容易駝背。

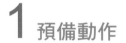

2 左膝蓋彎曲，雙手往左右兩側滑上來

先做左膝蓋彎曲，左腳跟靠近鼠蹊部，腳趾頭放大腿內側及膝蓋後側，吸氣，雙手往左右兩側滑上來，貼到耳朵，再次吸氣、向上。

這個過程要把左右側的空間拉開等一下下去才會有力量。

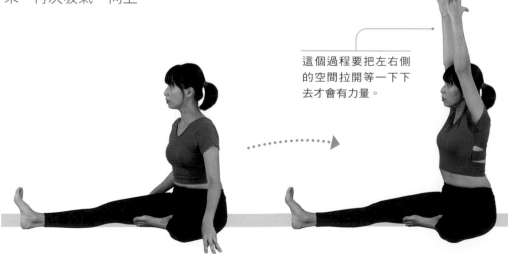

3 額頭輕輕下沉，讓胸口貼近大腿

吐氣腹部內收，把你的手、胸口輕輕的往前，腹部內收，刺激腹部器官，額頭輕輕下沉，讓胸口貼近大腿。吸氣手肘打直，往上延伸，吐氣，雙手放下，雙腳伸直，來到休息式，換另一側。

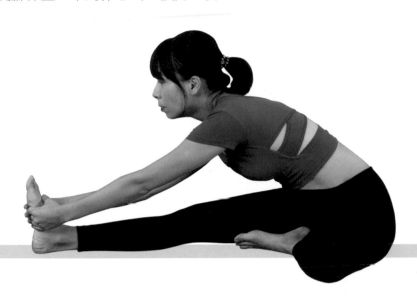

如果後背筋比較緊繃，沒有辦法前傾那麼多，可以把手放膝蓋或者大腿。

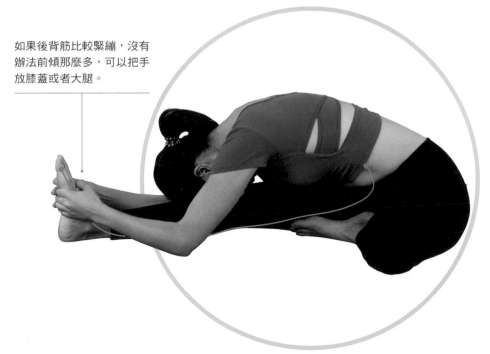

4 頭部無法下沉也沒有關係

過程中頭部懸在空中也沒有關係，大腿後側因緊繃導致膝蓋自然彎曲也沒關係，依然感到腹部內收、被收攝。

如果手可以抓到腳掌、腳踝和小腿，可以試著吸氣時，腹部鼓起來，吐氣時，腹部加壓更多，讓整個身體壓到大腿。

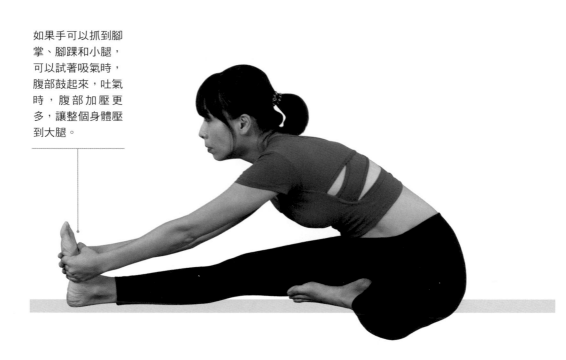

❌ 錯誤姿勢 --

NG 當我們身體延展時，肋骨翻轉了，胸腔會沒有辦法平貼大腿，或者靠近大腿，所以肩膀會受力不均，難已全面刺激消化系統，且肩膀會受力不均，導致右肩膀過度用力，左肩膀過度萎縮。

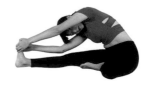

暢通【五官腸胃】
緩解頭痛、眼睛痠痛、
胃痛脹氣

胃痛、嘔吐，甚至是口渴，消化比較差？

讓胃經保持通暢，按壓胃經上的人迎、天樞、梁丘等穴位來改善。

暢通經絡	胃經
瑜伽體位	蜥蜴式、仰臥英雄式、蝗蟲式 (1)
按壓穴位	人迎、天樞、梁丘、犢鼻、足三里、解谿 、衝陽

　　胃經可說是消化系統非常重要的經脈，一般來說胃經的經絡受到阻塞，會出現的症狀包括胃痛、嘔吐，甚至是口渴，消化比較差這些症狀。另外會出現腹脹、水腫、咽喉痛、流鼻血或是胸口跟膝蓋出現疼痛這些症狀，可以藉由按壓胃經上的人迎、天樞、梁丘等穴位或利用蜥蜴式、仰臥英雄式等瑜伽體位來通調身體。

調理「胃經經穴」提升胃氣與消化能力

　　消化系統重要的經脈非胃經莫屬，分布的範圍從鼻翼兩側，向下進入到軀幹、胃然後連接到大腿，再從大腿前外側往下，走到足大趾與脾經相連接。如果胃經不暢或者出現病變，像是胃痛或胃部不舒服，就會影響到胃的收納能力，出現厭食、胃脘脹悶的症狀，因此，可以透過保養胃經來改善這些症狀。

胃經的
經絡走向與穴位

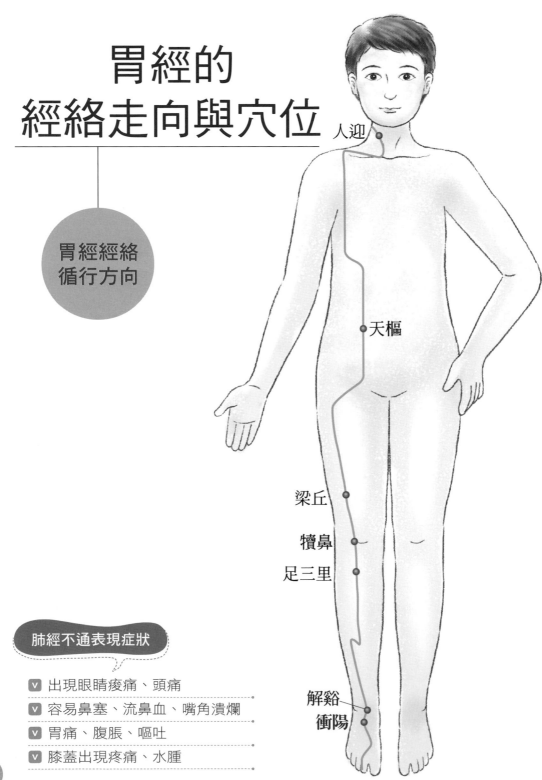

人迎

胃經經絡
循行方向

天樞

梁丘

犢鼻

足三里

解谿

衝陽

肺經不通表現症狀

- ☑ 出現眼睛痠痛、頭痛
- ☑ 容易鼻塞、流鼻血、嘴角潰爛
- ☑ 胃痛、腹脹、嘔吐
- ☑ 膝蓋出現疼痛、水腫

按胃經 7 大穴位
達到提升胃氣
疏通經絡的效果

足陽明胃經分布在頭面、胸腹、下肢外側前緣，

一共有 45 個穴位

11 個穴位在頭面頸部，19 個穴位在胸腹部，

其餘 15 個穴位分布在下肢前外側以及足部，

常常對這些穴位進行按揉，有助於疏通經絡提升胃氣。

人迎穴
按壓時間：一次 10～15 秒，重複 10 次

　　人迎穴的位置大概在我們頸部喉結旁，在胸鎖乳突肌的前緣處。主要的功效在平氣降逆，處理咽喉的問題。比如喉嚨痛、咳嗽、胸悶、喘咳、痰比較多這類型的症狀，因此按壓這個穴位，有助於排痰、降逆，另外針對甲狀腺腫大、慢性咽喉炎，以及情緒造成的燥熱等等也都具有緩解的功效。

天樞穴
按壓時間：一次 10～15 秒，重複 10 次

　　位置在肚臍的旁邊二寸，大概是在腹直肌的肌肉上。主要功效在調整大腸消化、脾胃功能的水濕，還可以調經理氣，它最重要的功能，是在調整脾胃腸的濕熱之氣，另外還兼有調整氣血，所以對於長期有腹脹、消化不良、腹痛、肚臍周邊的疼痛，甚至於便秘、腹瀉、痢疾、拉肚子，以及女性的生理期月經不調，或者是下腹有一些腫脹、肥胖，或是生理期不來等症狀都有改善效果。

127

梁丘穴

　　它的位置是在膝蓋髕骨上方，骨四頭肌的肌肉隆起處。功效在通調胃氣、和胃降逆、祛風化濕，還可用來緩解腰腿疼痛、膝蓋疼痛、退化性膝關節炎所造成的關節卡的感覺。針對一些腸胃的胃炎、胃脹氣、胃食道逆流、消化不佳來做處理，所以按壓這個穴位，可以調和胃氣、通經止痛，緩解一些胃腸疾病急重症的效果。

犢鼻穴

　　在膝前區，髕韌帶外側凹陷中，找這個穴位時，膝關節要屈膝呈 90 度，在膝蓋下外側凹陷處。若是經常按壓，可以改善腰腿疼痛、退化性膝關節炎、膝關節疼痛、下肢麻痹，水腫的症狀。這個穴位很適合用熱敷的方式來進行。

足三里

　　有長壽穴的稱號，它的位置在我們的小腿前外側，位於外膝蓋骨下方三寸約四指寬處。這個穴位的按壓，可以補益氣血、調和健脾胃，提升身體的免疫力。可以處理胃痛、嘔吐，吞嚥困難或是腸鳴、腹瀉、消化不良、便秘腹痛，或是食欲不振、身疲乏力等等。

解谿穴

　　拇長伸肌鍵與趾長伸肌鍵的凹陷處。這個穴位的主要功能在健脾化濕跟清胃熱，對於一些腸炎、胃炎、胃下垂、胃食道逆流有改善效果外，對於腹脹、便秘這些胃熱的症狀，也有改善效果。除了處理脾胃以外，它也可以去濕氣，所以對於容易拉肚子、下肢腫也有改善的效果。

衝陽穴

　　它的位置是在足背最高處，在姆長伸肌腱跟趾長伸肌腱的交接之處，足背動脈的搏動之處。是胃經的原穴，按壓這個穴位可以養胃，治療很多胃經相關的疾病，像是胃脹、胃痛，甚至一些咽喉的腫痛、牙齒痛、食欲差等等都可以得到很好的治療。

19 蜥蜴式

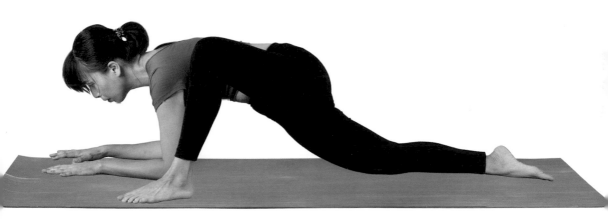

同時通暢胃經與脾經，讓腹腔回正

　　當脾經阻塞的時候容易會有腹脹的問題，消化系統不適，身體就容易疲倦，營養吸收不良，身型容易過瘦，或過胖，因為這是身體渠道阻塞現象。透過瑜伽的體位法，可以大量開展到腹部，同時把髖關節打開，讓腹部往內收的過程中，使腹部器官回到該有的位置，不僅是骨盆的器官，連腹部的器官都可以內收，肝臟、脾臟、腎臟或者是膽囊，都回到該有的位置，就能減少脹氣或者是腹部脹大的狀態，蜥蜴式能幫助內臟歸位。

　　蜥蜴式能夠讓你的下半身大量的運作與延展，幫助腿部力量，腿部的線條也相對的比較修長，整個人看起來會更有精神。透過蜥蜴式去開展髖關節，大量的訓練到你的大腿肌力，也可以讓你下半身肌力變得更好，行動力也會變得更好。

　　從金剛跪姿開始，雙手往前，感覺從尾椎骨延伸到整個後背脊椎，把脊椎伸展開來，身體就有空間去做牽引與扭動。慢慢進到下犬式，把脊椎向後向上拉展開來，骨盆往上翹，腹部依然靠著大腿前側，腹部貼著大腿前側，手掌完全貼平到瑜伽墊，左腳往上提升，吐氣往前跨一大步到左手外側，右膝蓋、右腳背貼在瑜伽墊，骨盆此時微微地往左側翻轉，吸氣鼓起腹部，吐氣時肚子往下加壓貼近瑜伽墊讓骨盆試著回正一點，臉部靠近地面，下巴不要刻意高抬。回正時手肘離開瑜伽墊，吸氣後背打直，吐氣、右膝蓋離地，吸氣左腳抬起，吐氣回到下犬式，再次回到嬰兒室進到休息，最後回到金剛跪姿。

1 預備動作

從金剛跪姿開始，雙手往前，大拇指互碰、臀部坐腳跟上，臀部坐在開展的腳跟，大拇指的中央。臀部依然坐在腳跟上。

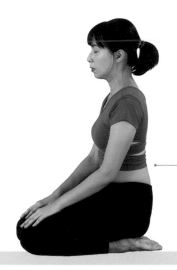

感覺從尾椎骨延伸到整個後背脊椎，把脊椎伸展開來。

2 來到嬰兒式

慢慢吸氣，腹部鼓起來，吐氣時手貼在瑜伽墊上，胸口脊椎稍稍的前傾，手慢慢的往前走到極致，而下背、臀部跟腰椎有一股向後拉展的力量。

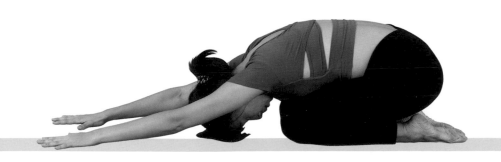

3 慢慢的進到下犬式

把脊椎拉往後往上展開來，骨盆往上翹，腹部靠著大腿前側，保持穩定，手掌完全貼平到瑜伽墊。

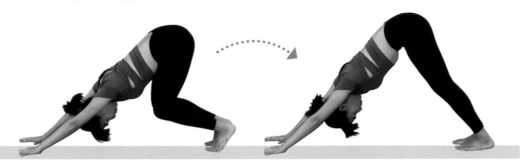

4 左腿曲膝向前，右邊髖部下沉

腹部內收，吸氣鼓起腹部，左腿曲膝向前，右邊髖部下沉，將核心收緊，脊椎儘量伸展，停留 10 個呼吸後換另一側，再回到下犬式，再次回到嬰兒室進到休息。

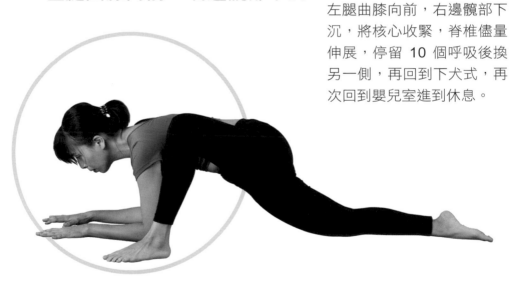

POINT

● 胃經經絡是從鼻翼兩側，向下進到軀幹、胃然後連接到大腿，再從大腿前外側往下，走到足大趾與脾經相連接。所以透過蜥蜴式對這條經絡以重力加壓，同時想像著透過按壓的過程，將呼吸送入，深入我們體內的結締組織，就能疏通經絡，達到提升胃氣的效果。

20 仰臥英雄式

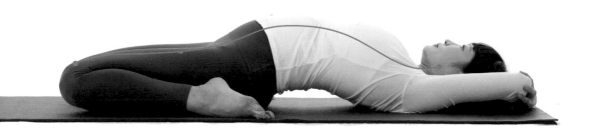

仰臥英雄式會大量的牽引到腹腔力量，同時加壓小腿、大腿延展，讓胸腔全面的開展，半身持續地加壓瑜伽墊，加壓到胃經，過程中身體器官會因為完全裸露在正面而出現焦慮緊張，因此呼吸就更加重要，透過呼吸來調解你的情緒、調節你的感官。

　　從金剛跪姿開始，大拇指互碰、臀部坐腳跟上。此時，你的髖關節向內旋，大腿內側向內靠近多一點，若下半身本來就緊繃的人，會感覺到辛苦些可以拿 1 個瑜伽磚或者是厚厚的棉被墊在尾椎骨下方，使髖關節角度小一點，等到這個姿勢練習到舒服了，再把輔助用品拿掉。

　　注意膝蓋盡可能靠近，往內往下壓，上半身透過用手的力量逐漸後仰，同時注意到手掌慢慢的摸到腳跟，手肘撐瑜伽墊，手摸腳跟，保護著頸部，肩膀依然放鬆，臀部坐在瑜伽墊，背部、肩膀、頭部輕輕的往瑜珈墊平放躺下，雙手離開腳跟滑到你的頭頂，你的手掌抱著你的手肘，或高舉朝上至耳朵兩側，如果是抱著手肘也很好，這樣可以順便開展到心包經、小腸經。

　　吸氣把腹部鼓起來，吐氣時盡可能放鬆你的下背部肌肉。

　　準備回正的過程，把手輕輕的放鬆回到身體兩側，吸氣腹部鼓起來，吐氣時用手肘壓著瑜珈墊以反作用力把身體推起來，再用手掌加壓瑜伽墊，慢慢地起身讓身體回正回到金剛跪姿，再回到嬰兒式休息就好。

1 預備動作

從金剛跪姿開始，雙手往前，大拇指互碰、臀部坐腳跟上，臀部坐在開展的腳跟，大拇指的中央。臀部依然坐在腳跟上。

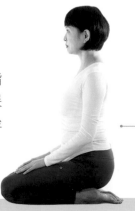

感覺從尾椎骨延伸到整個後背脊椎，把脊椎伸展開來。

2 腳背貼地，身體往後躺

膝蓋盡可能靠近，往內下壓，用手的力量撐
住，同時注意到手掌慢慢的摸到腳跟，讓身
體往後躺手肘撐住，手摸腳跟，肩膀放鬆，
頸關節稍做用力，背部、肩膀、頭部輕輕的
往下放。

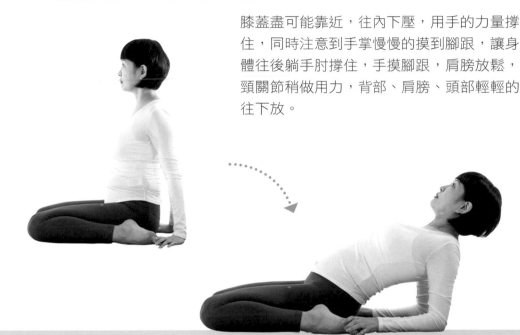

3 身體躺平

直到讓身體躺平。雙手離開腳跟滑到頭頂，手掌抱
著手肘，順便開展到心包經、小腸經。吸氣把腹部
鼓起來，吐氣時盡可能放鬆你的下背部肌肉。

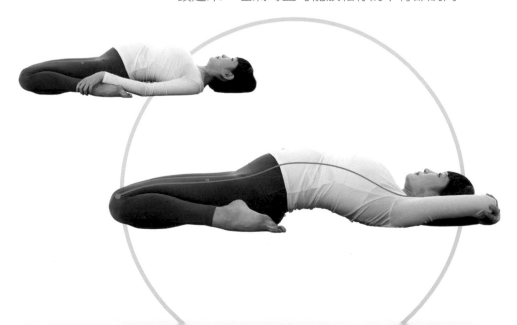

4 以反作用力把身體推起來

吸氣腹部鼓起來，吐氣時用手肘壓著瑜伽墊以反作用力把身體推起來，再用手掌加壓瑜伽墊，可以單右側或單左側起來，避免用到腹部的核心太多導致力量散掉。慢慢地起身讓身體回正，回到金剛跪姿，再回到嬰兒式休息。

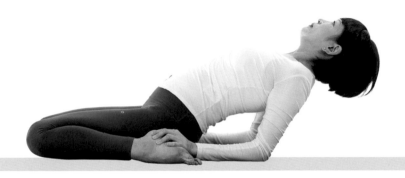

POINT

- 仰臥英雄式，除了能對胃經這條經絡以重力加壓，透過按壓的過程，將呼吸送入，深入體內的結締組織，達到疏通經絡，達到提升胃氣的效果外，同時
  藉由將上半身後仰，把呼吸送進通過正面的經絡，例如脾經、心包經，也能夠過這個瑜伽動作來拉展。

21 蝗蟲式 (1)

1 預備動作

先讓身體趴在瑜伽墊上，下巴貼在瑜伽墊上。如果頸部有疼痛問題的人，可以先讓額頭貼瑜伽墊上。保持穩定雙手放在臀部的左右兩側。

吸氣時腹部鼓起來，吐氣時腹部內收，感覺當你吸氣時，腹部擴張了，背也會往上升。

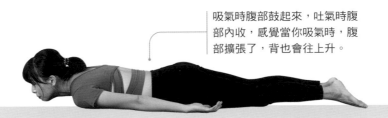

2 雙手往左右兩側畫出去

吸氣，雙手往左右兩側畫出去，有點像畫圓一樣，幫助肩胛骨稍微往外旋轉到前方，在這裡做幾個呼吸。

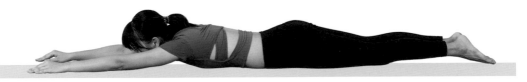

3 吸氣，把身體稍帶起來

吸氣時，先從腳輕輕的向上離地，吐氣時，腹部內收，再次吸氣，兩手揚升帶到頸部高度，保持穩定，吐氣時手跟腳輕輕的放下，兩手再滑回來，對胃經這條經絡以重力加壓，達到疏通經絡，達到提升胃氣的效果。

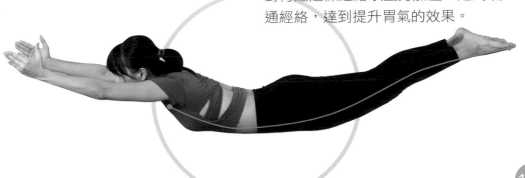

137

暢通【泌尿生殖】
緩解頻尿、排尿困難、腰痛

我們體內的五臟六腑都離不開腎陰、腎陽的給養，
所以透過按摩穴位，以及平時多多做瑜伽伸展，
就能達到疏通腎經的效果，
還能強健體質、充沛活力，
遠離泌尿生殖系統的種種問題！

暢通經絡〉 腎經

瑜伽體位〉 貓式伸展、坐角式（開腿前彎）、女神式、坐姿前彎、
束角式

按壓穴位〉 肓俞、陰谷、復溜、太谿、湧泉

腎主納氣，如果腎經路徑阻塞，容易出現的症狀包括：頻尿、水腫。此外，腎的路徑不通或缺乏滋養，就會出現像是便秘、腹瀉這些症狀，另外，如果有喉嚨疼痛、腿無力，都表示腎經有阻塞的情況。而腎藏精，所以腎經充足，孕育生殖功能就會跟著完備，腎主水，會調控全身身體的水分分佈跟排泄。

強腎百病消，調理「腎經經穴」暢通腎氣

腎是一個很重要的排泄器官，主要負責排泄一些毒素或者是多餘的水分，除了包括泌尿系統外，更重要的是它還包括了生殖內分泌跟神經系統這一些的功能。除了可以進行貓式伸展、坐姿前彎、束角式這些瑜伽體位之外，按壓肓俞、陰谷、復溜、太谿、湧泉等穴，也會有不錯的效果。

腎經的 經絡走向與穴位

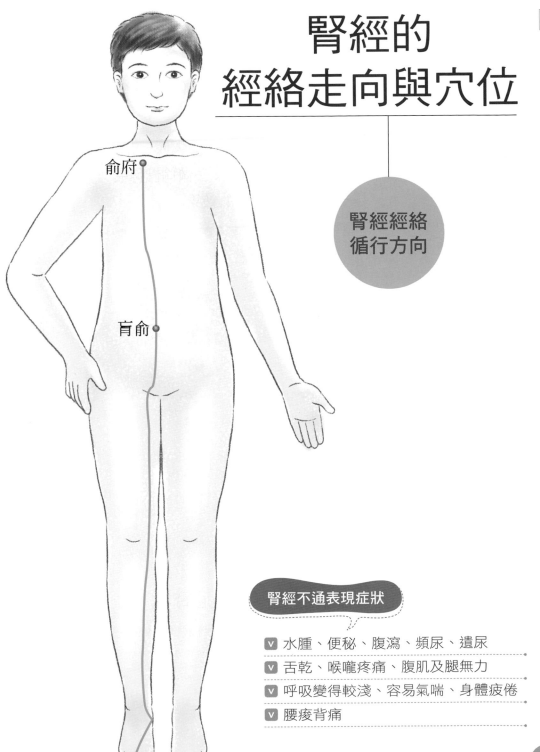

俞府

肓俞

腎經經絡 循行方向

腎經不通表現症狀

- ☑ 水腫、便秘、腹瀉、頻尿、遺尿
- ☑ 舌乾、喉嚨疼痛、腹肌及腿無力
- ☑ 呼吸變得較淺、容易氣喘、身體疲倦
- ☑ 腰痠背痛

139

強健身體、活力充沛 提升腎氣的 5 大穴位

平常多多按壓或拍打腎經上的穴位，
不但可以起到養腎、護腎的作用，身體的精氣神都能更好。
在腎經經絡上，一共有 27 個穴位，
其中肓俞、陰谷、復溜、太谿、湧泉，
若能常常進行按揉，就能疏通經絡，有效提升腎氣。

肓俞穴

按壓時間：一次 10～15 秒，重複 10 次

位置在肚臍旁開 0.5 寸，大概是 5 分的位置。

這個穴位能處理局部的肚子痛、腹痛、腹脹甚至是噁心、想吐，還有便秘的症狀。另外，按壓這個穴位，除了可以疏通經絡、補腎，還可以緩解水腫，改善一些泌尿道跟生殖功能的問題。對於女性生理期或排卵期疼痛，可以靠著按壓這個穴位或者是熱敷來緩解。另外，如果有便秘或腸道蠕動不好者，也可以多多按壓。

陰谷穴

按壓時間：一次 10～15 秒，重複 10 次

位置在我們的膕窩內側凹陷處，把膝蓋彎曲，它在半腱肌肌腱與半膜肌肌腱間。

這個穴位集中了腎經所有水濕之氣後傳遞散發到全身，進行按壓有補腎陰，去水濕的功效，改善多汗的症狀。對一些男性的生殖功能包括陽痿、疝氣，或是攝護腺肥大、膀胱不利、小便不順等等，都有改善的效果。

湧泉穴

它的位置大概是在腳底中間凹陷處，足掌大概前三分之一處

湧泉穴非常的有名，常按壓這個穴位，就能夠補腎壯陽、強筋壯骨，達到延年益壽。它可以處理包括頭跟頸部頭痛、眩暈症，癲狂、狂躁症甚至對於意識昏迷，例如中風、腦出血、長期臥床的人要用強刺激的方式，長期去按壓湧泉穴，就能達到開竅心神的效果。

復溜穴

按壓時間：一次 10～15 秒，重複 10 次

它的位置在我們雙側小腿內側，從太谿穴直上大概兩寸的位置，剛好在跟腱的前方，也就是在足內踝間跟腱後緣中點，向上大概三個橫指處。

按壓這個穴位能讓全身的氣血再次流動，主要的功效在於補腎、去濕，處理生殖泌尿道還有女性生理期的症狀。還可以處理下肢水腫、麻木無力、腰痠背痛、坐骨神經痛等症狀，尤其需要久站而造成的血液循環差，或者是下肢的靜脈曲張，可以經常按壓。這個穴位常常會跟三陰交穴、太谿穴合併按摩，因為這三個穴位是補腎最重要的穴位。

太谿穴

按壓時間：一次 10～15 秒，重複 10 次

太谿穴位於足內側，內踝後方，內踝尖與跟腱間的凹陷處。

它是腎經的原穴。根據腎經的循行，按壓這個穴位可以舒緩頭痛、頭暈，甚至牙齒痛、咽喉痛還有一些睡眠障礙失眠、多夢等症狀。對於男性的陽痿、生殖功能的問題，以及女性有月經不調還有不孕、排卵不暢、頻尿等問題也可以緩解。因為它是一個大補的穴位，經常按壓，對於有腎臟病包括腎結石、尿蛋白，或者是高血壓的人來說，可以讓血壓比較穩定。對於有痛風或者是尿酸過高，或是腎臟功能問題的人，都可以透過按壓這個穴位，把身體的毒素給代謝掉。

22 貓式伸展

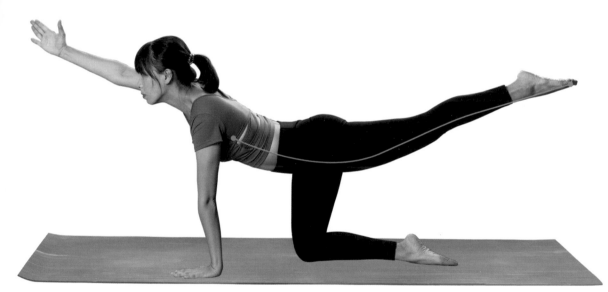

腎經跟膀胱經如果有阻塞，很容易出現下背痠痛、痠麻的問題，而做這個體位法是透過連續反覆的方式，也就是打開、收起，來按摩腎經、膀胱經的穴位。另外，也可以強健腰部的內核心，就像幫人體自帶護腰束帶一樣。

因為內核心建立起來，身體就像捆著束帶，就不容易受傷，不會因為一個動作就閃到了腰。在這個過程裡，貓式伸展可以幫助到腰部問題的緩解。

同時，這個體位法也能緩解生理痛等婦科問題。

貓式伸展是先從金剛跪姿開始。右手肘先貼在右膝蓋前側，右手掌向左側畫 90 度，要測量屬於自己的貓式跪姿，可以透過四足跪姿，右手指的中指跟手肘的距離是兩腳要打開的距離。當雙腳開展到合適的距離，把右手翻回來，左手手肘貼在左膝蓋前側。

手掌貼好、膝蓋多開腳跟就要多開，慢慢推起身來到貓式跪姿，此時骨盆在膝蓋上方，肩膀在你的手腕上方，保持穩定，吸氣的時候右手往前延展把腋下打開，左腳往後踢，保持大腿、膝蓋有力，腳趾頭往後延展，用背部力量往上拱的感覺，稍微把集中力量在腎臟經分佈的位置。

吐氣的時候把右手肘收下來，左膝蓋收進你的腹腔，右手抱著你的膝蓋收得更多，右手跟左腳伸展做 7 個回合，再進行另外一邊。

❌ **錯誤姿勢**

NG1 右手沒有抬起來，肋骨有點稍稍翻轉，儘量讓肚子與瑜伽墊平行。

NG2 因為腹部沒有力氣，所以左腳膝蓋抬不上來，可以用右手稍微把膝蓋往上提升，讓你的腎經可以彎曲得更多，同時肩膀離開手肘太多，導致肩膀跑位。

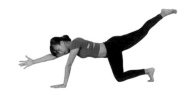

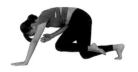

1 預備動作

預備動作金剛跪姿開始。把臀部安
坐在腳跟上方，膝蓋併攏，臀部停
腳跟中間，脊椎向上延展臉部面向
前方。

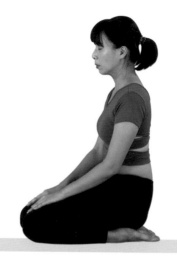

2 手貼瑜伽墊上，胸口脊椎前傾

先測量的四足跪姿，吸氣，右手肘先貼在右膝蓋前側，左手肘放在左膝蓋，
調整好呼吸起身。

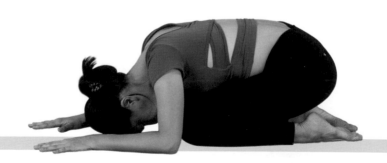

3 右手往前延展左腳後踢

右手往前延展打開腋下，左腳往後踢，腳趾頭往後延展，用背部力量往上拱，吐氣，把右手肘收下來，抱著膝蓋收攝更多，右手再次吸、再次吐，平均可以做 **5-7** 次，再進行另外一邊。

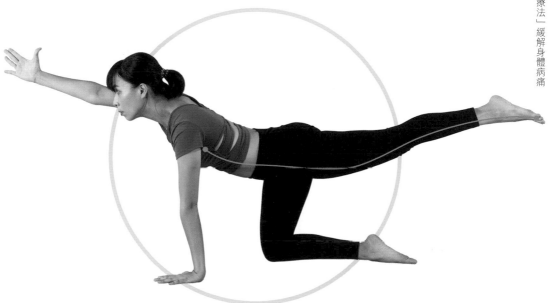

4 右手肘貼在右膝蓋前側

吐氣使將右手、左腳收回向腹部收緊。

POINT

● 利用貓式伸展，打開腎經經過的經絡，將雙腳往後踢，將手往前確實伸展，就能順利的開展腎經上的肓俞、陰谷、復溜、太谿等穴位來加以改善。

23 坐姿前彎

1 預備動作

先來到 L 型的坐姿，手握成虎口，用你的手把大腿跟臀部的肉往後撥。

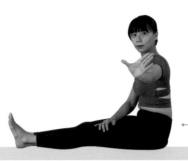

骨頭完全與瑜伽墊垂直，身體就不會因為出現代償而駝背。

2 雙手向上

吸氣雙手往左右兩側向上延展。

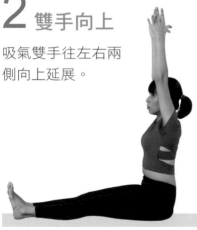

3 把身體稍往前傾

開展腋下向下延伸，吐氣，腹部內收把身體稍往前傾，手可以抓住腳掌、腳踝或小腿都可以，固定好。

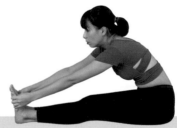

4 把身體稍往前傾

再次吸氣，吐氣時腹部內收，胸口盡可能靠近大腿前側，或者讓手肘儘量彎曲。起身時吸氣，頭抬，再將雙手往上延伸，吐氣時左右手放鬆，回到休息式。

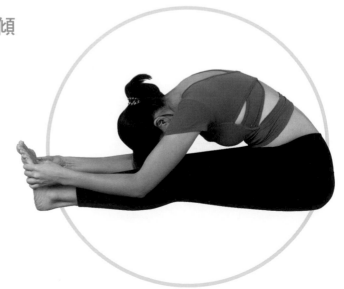

24 坐角式

1 預備動作

坐在瑜伽墊上，雙腳往兩側打開，吸氣抬頭挺胸、胸腔打開，
吐氣時手成蜘蛛手往前走到極致，身體慢慢的往前彎屈。

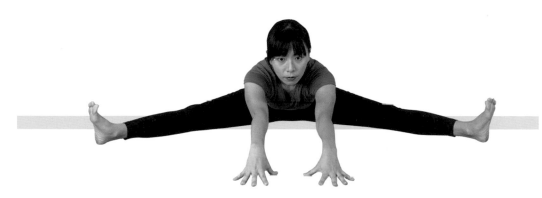

2 把頭部貼在瑜伽墊上

身體慢慢的往前彎屈，頭部貼在瑜伽墊
上，整個過程都不要勉強，而是以舒服為
主。再次吸氣，腹部鼓起來，吐氣，準備
回正，手慢慢的往後推回來到坐姿。

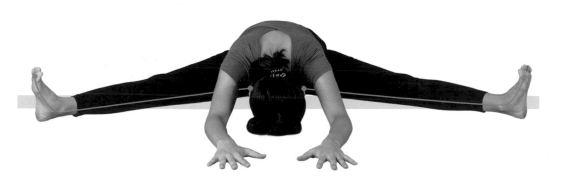

147

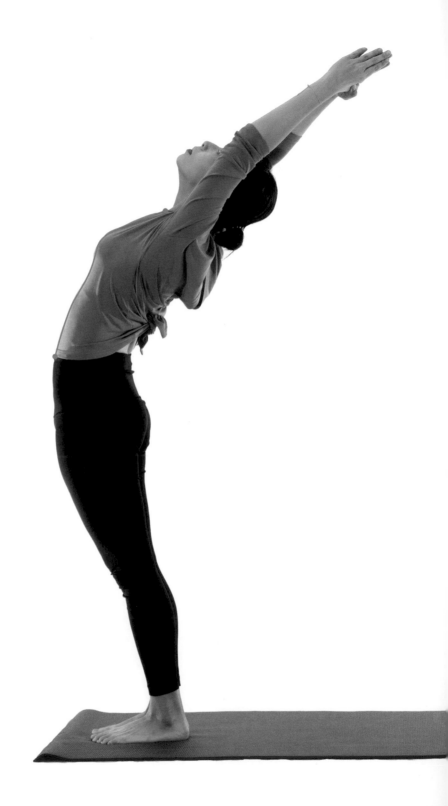

25 站姿後仰

1 腳掌踩好，手放胸前合掌。慢慢的吸氣，雙手向上高舉到耳朵，腹部胸腔肩膀逐漸打開，往上滑、往後看，吐氣的時候，停留在頭部向上。

2 肩膀離開耳朵，頸部延展、胸腔腹部打開，再次吸氣，腹部擴張，胸腔打開；吐氣，腹部放鬆、胸腔肩膀放鬆，在這裡稍稍地停留。

3 此時感覺腳踩地板，大腿、小腿內側收緊，臀部也收緊，鼻子吸、鼻子吐，慢慢吸氣，身體輕輕地向後延展更多，吐氣並保持肩膀放鬆。

4 準備回正！再次吸氣，身體再次開展，吐氣時手落到鼻子前方，下巴收進來，手慢慢回到胸腔前方，慢慢回正，回到身體直立站姿，雙手放在胸前合掌，再輕輕放在臀部左右兩側，來到站姿的休息式。

POINT

- 做這個動作可以暢通腎經，因為它是從腳底到肚臍往上延展，甚至是從肚臍腹部到胸腔的動作。進行時用腳往下踩的力量向上延伸，就如同腎經走的穴位一樣，從腳底開始向上往胸腔擴張。從腳跟、小腿一直到胸腔、肩膀、脊椎後腦勺都在同一線上。將身體向上延展，吸氣時，腹部鼓起來，力量放在腹部；吐氣時腹部放鬆，力量不是緊縮在後背，讓腎經保持暢通。

暢通【頭頸背腰】
緩解頭暈、臉浮腫、體虛

膀胱經是人體最大排毒與排濕的通道，
暢通膀胱經，濕氣與毒素不上身，就能無病無痛！

暢通經絡	膀胱經
瑜伽體位	蝗蟲式、橋式、開腿前彎、站姿前彎
按壓穴位	天柱、志室、腎俞、委中、崑崙、京骨

　　我們人體 12 經絡所產生的垃圾，最終都會匯流到膀胱經。所以，如果膀胱經的氣化功能失常，或者膀胱經絡不通，就會出現小便不利，甚至尿頻、尿急、尿痛、尿失禁這些體內的濕與毒素無法順利排出的現象，最終容易出現血瘀，甚至還會有身體病痛不斷的情況發生。

調理「膀胱經經穴」，暢通經絡，讓腰不痠背不痛

　　一旦膀胱經阻塞，沒辦法把體內的廢物排出，時不時就會感到腰痠背痛就是症狀之一。這時如果透過進行蝗蟲式、橋式、開腿前彎、站姿前彎的體位法來通暢經絡，或者對重要穴位，例如天柱、志室、腎俞、委中、崑崙、京骨進行按壓，加速經絡更加暢通，就能有效緩解這些不適症狀。

膀胱經不通表現症狀

☑ 眼睛痛、鼻塞、鼻涕多
☑ 小便不通、遺尿、小便不利、尿急、尿頻
☑ 頭痛、頸痛、背痛、腰臀疼痛
☑ 臉易浮腫

膀胱經的
經絡走向與穴位

膀胱經
經絡循行
方向

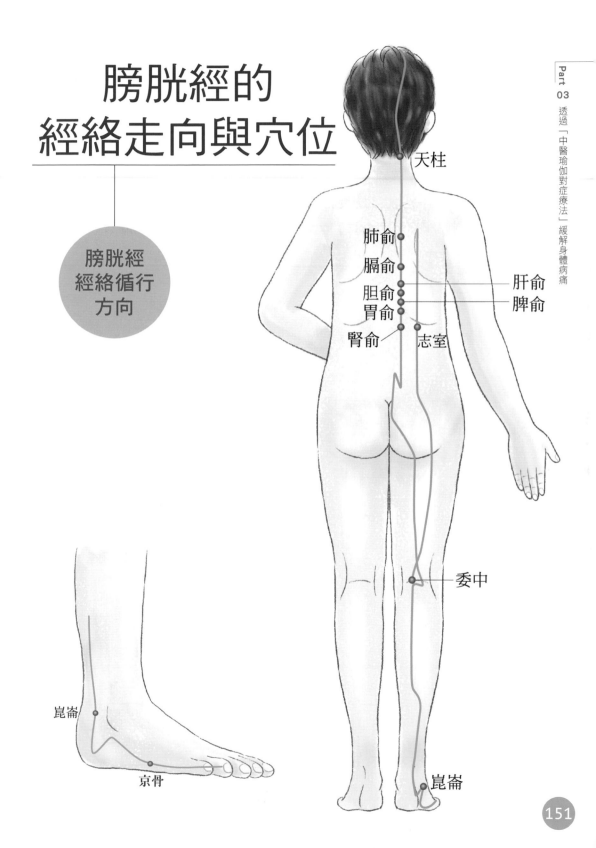

天柱

肺俞
膈俞
膽俞
胃俞
腎俞

肝俞
脾俞

志室

委中

崑崙

京骨

崑崙

按足膀胱經的 6 大穴位 體內濕氣與毒素 一次清空！

膀胱經的經絡上一共有 67 個穴位，
分佈在頭面部、項背部和腰背部有 49 個穴位，下肢有 18 個穴位分佈
其中天柱、志室、腎俞、委中、崑崙、京骨等穴，
若能常常進行按揉，有助於通經絡去濕排毒。

天柱穴　　按壓時間：一次 10～15 秒，重複 10 次

位置在後頸部正下方凹處，從後髮際正中旁開約 1.3-1.5 寸。簡單說就是在後髮根底部，頸部有兩個比較大的肌肉凹陷處。

這個穴位富含著氣血，尤其是膀胱經所有的氣血會在這裡匯聚成一個起始點，主要的功效就是在祛風行經、舒筋活絡、止頭痛，還有一些開竅的功能。主要可以針對長期的偏頭痛、頭暈、容易落枕、肩頸背部疼痛，還有一些上呼吸道，比如有鼻塞、喉嚨痛等症狀人，可以進行按壓。

志室穴　　按壓時間：一次 10～15 秒，重複 10 次

它的位置在我們的後背部大概在腰部第二腰椎棘突下，旁開三寸的位置。

主要功效有補腎、利尿強腰的效果，所以可以處理男性生殖障礙比如陽痿、遺精的問題，還有一些排尿功能障礙、攝護腺肥大、下肢水腫、代謝不利造成的水腫，還有腰痠背痛、腰部僵硬疼痛。另外，它也可以刺激腎臟分泌有關的代謝荷爾蒙，是改善腹部贅肉、減重極佳的穴位。

腎俞穴

按壓時間：一次 10～15 秒，重複 10 次

它的位置在腰背第二腰椎棘突下，大概旁開 1.5 寸，適用的症狀，包括遺尿、排尿困難、水腫、男性生殖功能障礙，例如陽痿、遺精。女性的月經不調、排卵期疼痛，還有白帶偏多等等。另外，因為腎開竅於耳，所以包括耳聾、耳鳴。因腎經的循行有經過胸腔的位置，所以對於咳嗽哮喘有不錯的療效。

委中穴

按壓時間：一次 10～15 秒，重複 10 次

它的位置在後膝膕窩的中間，大概在股二頭肌肌腱、半腱肌腱的中間處。這個穴是針灸的四大要穴之一，主要在處理急性或慢性的腰部疾病，因為它有利腰膝、活絡止痛的效果，它還可以清熱化濕、清心濕熱之氣，所以除了腰痛下肢無力以外，針對全身濕熱症狀包括一些皮膚的癢或者是癰瘡，還有噁心嘔吐、腹脹甚至泌尿道生殖功能。

崑崙穴

按壓時間：一次 10～15 秒，重複 10 次

它的位置在我們足底外踝後方大概在外踝間到跟腱之間的凹陷處。

這個穴位可以疏風清熱、舒筋活絡、活血化瘀，處理一些足跟痛，以及跟腱的疼痛，還有一些急性的腰痛，以及勞動所造成的腳踝痠痛，另外包括一些頭痛頭暈或者恐慌症。如果是在懷孕期間要特別當心，有造成流產的風險在。

京骨穴

按壓時間：一次 10～15 秒，重複 10 次

是膀胱經的原穴。它的位置在足背外側，第 5 趾骨粗隆下方，赤白肉際的交接處。

可以升發氣血，可以清熱、明目疏經，有寧神跟通絡的效果，所以常常用它來治療頭痛、脖子痛、脖子硬、腰痛，甚至是急性的腰扭傷、神經性的腰痛，都可以按壓這個穴位來治療。按壓時，以局部感到痠脹的感覺，痠脹感會沿著足背擴散，並讓症狀加以改善。

這個體位法屬於男性的膀胱經跟腎經，基本上跟坐姿前彎類似，運用到的部位、伸展跟刺激到的地方是一樣的，唯一不同是，它是站著的姿勢。

因為當你站著的時候，心臟是處於比較高的位置，所以回流速度沖刷是快速的，因此這個體位法，可以快速的緩解我們焦慮緊繃的情緒，也可以讓紛亂的思緒慢慢的沉澱下來，心臟稍稍放鬆按摩，心跳速度就能變得慢一些，呼吸也可以變得比較沉穩。

在進行這個動作時，雙腳要踏實的踩在瑜伽墊上，且儘量的不要翻腳刀，把雙手放在臀部的左右兩側，吸氣時雙手向左右兩側開展到耳朵，再次向上。吐氣的時候，腹部要內收，臀部往後推，慢慢的把背脊、雙手輕輕的往前延展，再次吸氣，腹部鼓起來。

吐氣時，將雙手的大拇指、食指去抓住腳趾頭，再次吸氣，腹部鼓起來，吐氣時，腹部內收背脊呈現一個圓弧形。

對於瑜伽新手來說，初階的呈現以圓弧形就好，手肘彎曲。如果想要進階，可把手肘完全的貼平在大腿的前側，把背脊拉直，但是我們的目的是能夠輕鬆做到同樣的練習方法所以不用勉強。保持穩定後再起身，吸氣時手掌依然抓著腳趾頭，頭向上，背盡可能地伸直，吸氣再向上，雙手放在大腿左右兩側，吐氣時腹部內收、回正。

POINT

- 腎經跟膀胱經的體位法。對於男性來説，這個體位法是全身性的運動，同時也能刺激到泌尿道系統，可以改善排尿跟代謝的能力。如果想要進階，可把手肘完全的貼平在大腿的前側，把背脊拉直，但是我們的目的是能夠輕鬆做到同樣的練習方法所以不用勉強。

26 站姿前彎

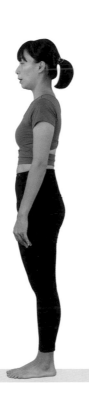

1 預備動作

雙腳踏實的踩在瑜伽墊上儘量不要翻腳刀，雙手在臀部左右兩側。

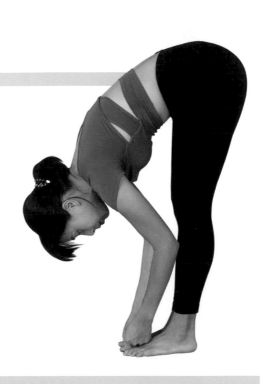

2 背脊、雙手輕輕的 往前延展

腹部內收，臀部往後推，慢慢的把背脊、雙手輕輕的往前延展，再次吸氣，腹部鼓起來。

3 腹部內收背脊呈現一個圓弧形

吐氣時，將雙手的大拇指、食指去抓住腳趾頭，再次吸氣，腹部鼓起來，吐氣時，腹部內收背脊呈現一個圓弧形。吸氣向上，鬆開雙手，吐氣腹部內收回正。

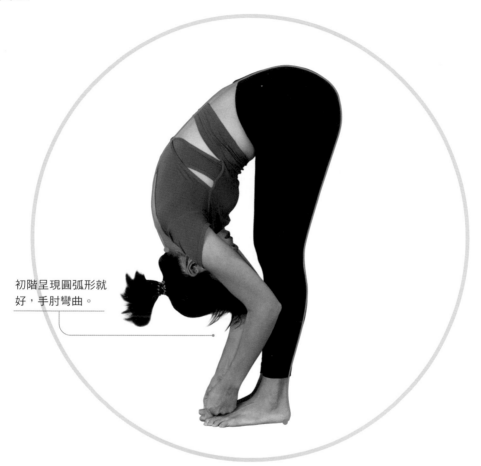

初階呈現圓弧形就好，手肘彎曲。

POINT

● 膀胱經的經穴是從眼睛內側，經過後腦、脖子、脊骨旁到大腿後側、膝蓋後側。用站姿前彎所形成的弧度，延展膀胱經經絡。不僅能對膀胱經這條經絡以伸展加壓，透過這樣的過程，將呼吸送入，達到疏通經絡的最終效果。

27 蝗蟲式 (2)

1 預備動作

身體趴在瑜伽墊上，下巴儘量貼在瑜伽墊上。雙腳併攏、雙手解開，大拇指放以四根手指頭握住，手肘伸直把拳頭滑到鼠谿部。

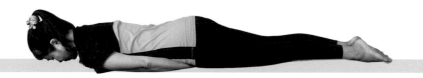

2 雙腳慢慢地往上延伸

吸氣、吐氣時雙腳慢慢地往上延伸，肩膀放鬆，胸腔抬起來讓身體像一個圓弧形。保持穩定，再做一次呼吸，來到一開始的休息式。

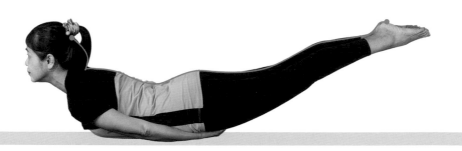

POINT

- 用蝗蟲式所形成的弧度，延展膀胱經經絡，也就是從眼睛內側，經過後腦、脖子、脊骨旁到大腿後側、膝蓋後側。不僅能對膀胱經這條經絡以伸展加壓，達到疏通經絡的最終效果。

28 橋式

1 預備動作

先躺在瑜伽墊上，雙腳微微打開，手掌放在瑜伽墊上，掌心朝向天空。在這裡練習幾個呼吸法，準備就緒把雙腳併攏，雙手放在身體左右兩側。

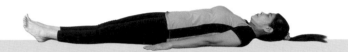

2 膝蓋彎曲

吸氣把腹部鼓起來，膝蓋彎曲，吐氣把手掌翻轉，保持穩定鼻子吸氣、吐氣，肩膀再次放鬆。

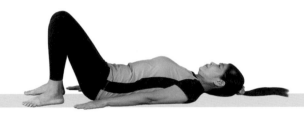

3 膝蓋彎曲

吸氣臀部往上頂，腹部往上擴張。肩膀貼在瑜伽墊上，膝蓋不要往外開展。胸腔、肩膀都是一個倒鉤的姿勢，回正時，臀部往下坐，把骨盆的尾椎骨盆往下壓，讓骨盆回正。

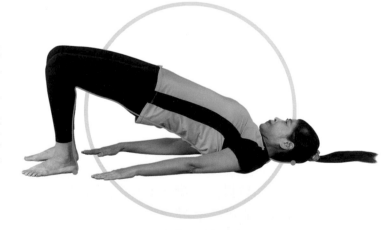

POINT

- 利用橋式上抬臀部，想像著透過向上拉提的過程，把呼吸送入，讓表層肌肉不再緊繃，深入體內結締組織，讓膀胱經經絡氣血能順暢流動。

暢通【肝膽小腹】緩解臉色差、胸悶小便無力

肝血不暢或者肝血不足，就會導致身體無力，
讓肝的疏泄功能正常，會有助於排除毒素，有效改善疲勞

暢通經絡 肝經
瑜伽體位 牛面式坐姿扭轉、三角式、下犬式、躺姿扭轉
按壓穴位 期門、章門、曲泉、中封、太衝

　　「肝主疏泄」，肝主全身氣機的疏通跟宣洩，也就是疏通全身的氣血跟津液來確保這些運行不受阻。所以肝可以調暢氣機，也就是氣的升降出入，因此全身的健康跟氣血循環，其實就仰賴肝的調暢功能，如果肝經受阻導致功能失調，全身的氣機受阻，就會導致身體一些機能失調，造成健康上的問題。

調理「肝經經穴」，改善疲勞，肝火、毒素一次清

　　如果肝血不暢或者肝血不足，就會導致身體無力，讓肝的疏泄功能正常，會有助於排除毒素，有效改善疲勞。另外如果肝經不暢、肝血不足，會導致兩眼乾澀昏花；肝的活動跟全身的筋肉是有關聯的，如果肝受到阻塞，就無法滋養全身而導致抽筋、身體麻木、屈伸不利這些症狀。可以多加按壓期門、章門、曲泉、中封、太衝這些穴位，或以三角式、下犬式等瑜伽體位來改善。

肝經的
經絡走向與穴位

肝經經絡
循行方向

期門
章門

曲泉

肝經不通表現症狀

☑ 氣色暗淡無光、頭暈脹痛、口苦口乾

☑ 兩眼乾澀，視物不清

☑ 容易動怒、面紅目赤

☑ 大便秘結或是小便短黃

中封
太衝

多加揉按 6 個穴位
幫助疏理肝經
讓氣血運行更提升

想要擁有好氣色，平常就要多多按壓或拍打肝經上的穴位，

不但可以起到養肝、護肝的作用，還能緩解暴躁易怒的情緒。

在肝經經絡上，一共有 28 個穴位，

其中期門、章門、曲泉、中封、太衝尤為重要，

常常進行按揉或是搥打，有助於疏通經絡提升氣血運行、氣血更足。

期門穴
按壓時間：一次 10～15 秒，重複 10 次

它的位置大概在第六第七肋骨之間，鎖骨的中線上。

這個穴位主要在調和肝胃，可以活血、疏肝理氣，處理一些包括情緒憤怒造成的消化功能障礙，或是消化不良，甚至一些打嗝、反胃、胃食道逆流、嘔吐、緩解食物在胃中滯留的胃悶疼痛，也可以緩解肋間神經痛，或是肝膽發炎、腹部消化不良造成的腫脹跟脹氣。

此外，它可以改善血液循環，所以可以改善血瘀的症狀，也可以改善胸悶心悸，另外對於生理期的經前症候群，或生理期不規則，或是產後造成的亂經或慢經等症狀有療效。

章門穴
按壓時間：一次 10～15 秒，重複 10 次

腹部外側大概的 11 肋游離端的下方。可以疏肝理氣，調和肝脾，調理中下焦的一些症狀，主要治療腹脹、腸鳴、消化不良，脇肋地方的疼痛，或者一些神經炎、嘔吐、腹瀉等症狀。由於在穴位周邊的肌肉包括：腹內斜肌、腹外斜肌、腹橫肌淺層，所以按壓的時候一定要輕輕的揉按。

曲泉穴

按壓時間：一次 10～15 秒，重複 10 次

它的位置在我們彎曲膝蓋時，膝蓋內側橫紋端上方的凹陷處即穴位所在。它的功用在於清肝火、去濕熱，可以滋補肝的陰血，可以行血行經，調整下焦的濕熱，對於女性月經不調、生理期出現的痛經、子宮脫垂、生殖器周邊的疼痛，以及排尿困難等症狀，都可以有改善的效果。

另外它可以針對退化性膝關節炎，或是坐骨神經痛造成的腳麻會有改善的效果，這個穴位的位置非常敏感，所以按壓的方式需要非常的輕柔，不能用力深按，不然容易造成疼痛。

中封穴

按壓時間：一次 10～15 秒，重複 10 次

它的位置在內踝的前處，取穴時腳踝、腳背要稍微彎曲，在脛骨前肌腱的內側凹陷處。

這個穴位可以疏肝理氣、傾瀉下焦的濕熱，處理慢性肝炎、黃疸等症狀，也可以改善腹股溝的疝氣、尿液滯留，或是脅肋部的疼痛，所以它可以疏肝理氣，調下焦的濕熱症狀。它的位置剛好在足踝側，所以可以處理腳踝的疼痛扭傷或者是膝蓋的疼痛。

太衝穴

按壓時間：一次 10～15 秒，重複 10 次

它的位置在腳背的大拇趾和第二趾的凹陷處，是肝經的原穴。

既然太衝穴是肝經的原穴，主治的就是肝經的所有症狀。比如肝血不足、肝火太旺、眼睛酸澀、眼睛看不清、有睡眠障礙等等，常常按壓此穴，就能達到保健肝臟的作用。也因為按壓這個穴位能夠到疏經活血的效果，因此對於心血管系統疾病，比如心絞痛、胸肋脹痛，也有不錯的改善效果。而女子以肝為先天，因此養肝血、疏肝氣，就能緩解許多的更年期不適症狀，還可以處理頭痛、牙痛、眼花、情緒抑鬱，脅肋疼痛、腹部脹氣等症狀。

尤其，它比較特殊是適度按壓可以處理嬰幼兒癲癇的症狀。

29 牛面式坐姿扭轉

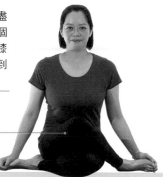

這時可以注意到盡可能膝蓋在同一個平面上，胸口在膝蓋的正中央，來到正位姿勢。

1 右腳放在下方 左腳交叉盤放

雙腳盡可能的交叉，把右腳放在下方，左腳交叉盤放在左大腿上方。

2 右手肘放在後腦勺

將右手帶起來，手臂貼到耳朵向上，吐氣，右手肘放在後腦勺，左手抓住右手掌，兩隻手指頭互扣。

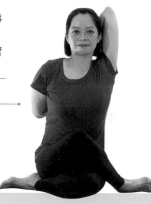

吸氣時抬頭挺胸，爭取體內扭轉的空間，頭部回正不要被手臂壓著。

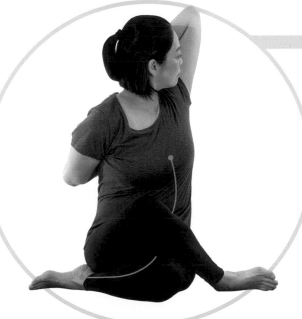

3 順著右肩膀 眼睛順勢看向右後方

吐氣時順著右肩膀，眼睛順勢看向右後方。再次吸氣，吐氣時右手、左手解開放下來，把腳解開來到坐姿休息式。

30 三角式

1 預備動作

當我們做三角式時，盡可能把腳打開，把右腳旋轉到右前方，雙手平舉腹部依然朝向正前方。

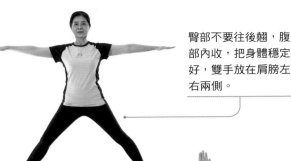

臀部不要往後翹，腹部內收，把身體穩定好，雙手放在肩膀左右兩側。

2 右手往下滑 左手往上延伸

吸氣，腹部鼓起來，吐氣時，右手往右大腿往下滑，左手輕輕的往上延伸貼到左耳朵向上，身體來到一個平面的三角式。吸氣，左手往下帶，右手往上回正，吐氣，雙手放鬆，骨盆收下來，來到站姿休息式。休息一下再進行左側的延展。

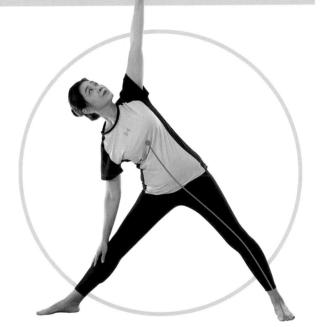

POINT

● 用三角式雙腳打開、手向上延展的體位，來進行肝經的拉伸。肝經起於足大趾沿著小腿、大腿內側往上，經過小腹再向上進入鼻咽部最後進入頭頂，因此以三角式進行身體左側與右側的交互延展與拉伸，就能防止肝氣鬱結。

31 下犬式

1 手貼瑜伽墊上，胸口脊椎前傾

慢慢吸氣，腹部鼓起來，吐氣時手貼
在瑜伽墊上，胸口脊椎稍稍的前傾，
手慢慢的往前走到極致，而下背、臀
部跟腰椎有一股向上拉展的力量。

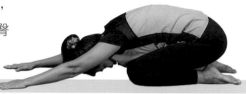

2 身體呈現四足跪姿

手掌及膝蓋貼地，手掌與肩同寬，膝蓋
與臀部成一直線，身體呈現四足跪姿。

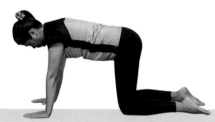

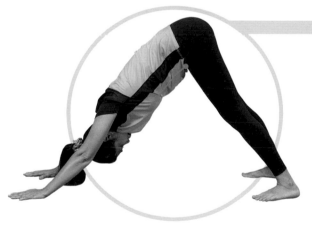

3 讓身體呈現三角形

吸氣，臀部慢慢的往上揚升，讓
骨盆朝上、身體呈現三角形，雙
腳儘量伸展，腳跟試著慢慢往下
踩，在這裡做 5-7 個回合的吸氣
吐氣練習，再回正。

 POINT

- 肝的活動跟全身的筋肉是有關聯的，如果肝受到阻塞，就無法滋養全
身而導致抽筋、身體麻木、屈伸不利這些症狀。可以多加按壓期門、
章門、曲泉、中封、太衝這些穴位，或以三角式、下犬式等瑜伽體位
來改善。

32 躺姿扭轉

1 預備動作

這個體位法是透過扭轉的動作，刺激肝經膽經的經絡。躺平在瑜伽墊上，一樣先在這裡練習幾個呼吸法，雙手平放，讓自己的身體準備好下一個動作。

2 右膝蓋彎曲，左手勾住右大腿外側

鼻子吸氣、吐氣，右膝蓋慢慢彎曲，左手勾住右大腿外側，右手掌依然貼著地面。

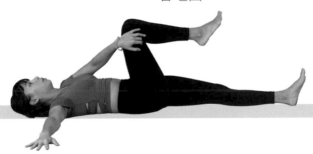

3 把右大腿輕輕地往左側翻轉過去

鼻子吸氣、吐氣，吸氣時腹部鼓起來，吐氣時，用左手力量，把右大腿輕輕地往左側翻轉過去，保持穩定，在這裡做 5-7 個回合的吸氣吐氣練習，再回正。

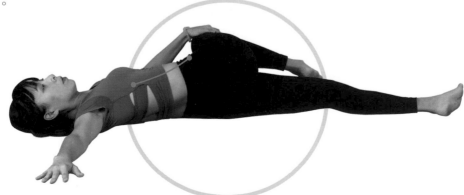

暢通【頭部身側】
緩解口苦、頭痛
脅肋神經痛

消除下肢水腫、助血液循環，
讓膽經保持通暢，按壓 6 個重要穴位來改善！

暢通經絡 膽經

瑜伽體位 側犁鋤式、聖哲瑪里奇第一式、風車式

按壓穴位 京門、帶脈、中瀆、陽陵泉、陽交、丘墟

　　膽經從足外側沿著小腿向上到頭部，是一條從頭到腳的經絡，主要循行在人體的頭以及身側面，也因為如此，對於身體側邊出現的疼痛及不適，只要透過日常敲打膽經上的京門、帶脈、中瀆、陽陵泉、陽交、丘墟等穴，就能達到疏解氣結、暢通膽經的功效。

調理「膽經經穴」，告別煩躁、失眠、上火等症狀

　　膽經是人體中的一條重要經脈，一旦出現堵塞現象，膽經的氣血鬱滯，會造成頸部、肩部出現無力感。同時肝經也會受影響，而出現肝氣不疏，口苦咽乾，還容易誘發高血壓以及產生免疫力低下的情況。膽經通暢，會有助於全身的氣機調暢，也會幫助肝的疏泄作用更好。

膽經不通表現症狀

v 出現脅肋神經痛、偏頭痛、膽怯
v 腹脹、腹瀉、口苦、嘔吐，出現黃綠苦水、厭食

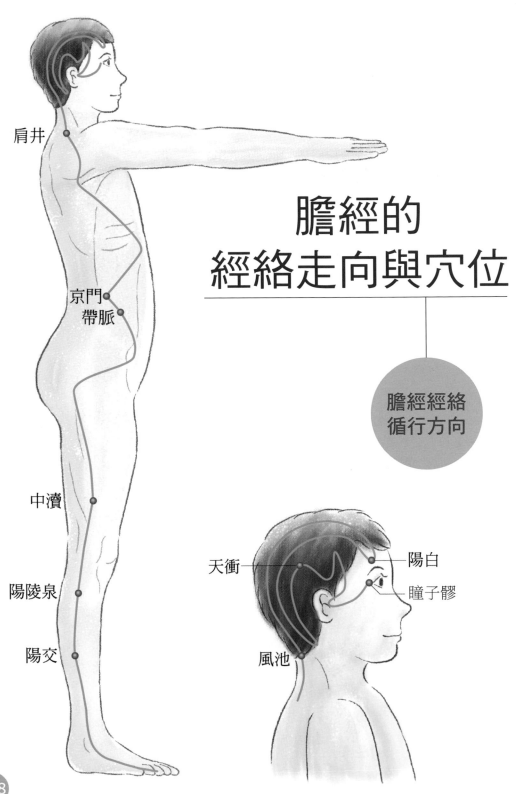

膽經的
經絡走向與穴位

膽經經絡
循行方向

肩井

京門
帶脈

中瀆

陽陵泉

陽交

天衝

陽白

瞳子髎

風池

按壓膽經上的 6 大穴位 促進氣血通暢 讓臟腑協調更平衡

平常多多按壓或拍打膽經上的穴位，
可刺激膽汁分泌，促進氣血通暢，讓各臟腑間的協調更加平衡，
膽經經絡一共有 44 個穴位，
常常進行按揉或是搥打，有助於疏通經絡，
緩解神經痛、利水消腫

京門穴

按壓時間：一次 10~15 秒，重複 10 次

它的位置大約在肚子上 5 分，旁開 9 寸的肌肉凹陷處。

這個穴主要的功用可以健脾胃，輔助腎臟功能，可以利水消腫，對於一些有解尿困難、容易水腫，脅肋疼痛、腹痛、腹瀉的人，有改善的效果。尤其對於腎精不足的人來說，特別有效。它有一個俗稱叫做利尿穴，對於一些容易尿滯留、排尿困難水腫的人，可以用指關節滑按的方式來改善。若是腎臟發炎的人，按壓這個穴位會明顯有悶脹感。

帶脈穴

按壓時間：一次 10~15 秒，重複 10 次

它的位置在側腹部大概在第 11 肋骨下方垂線跟肚臍水平線的交點。

這個穴位主要處理的包括膽道的問題，因為它屬於膽經。另外腰脅疼痛，脅肋疼痛、肋間神經炎，如果帶狀皰疹如果出現在腰脅處，也可以按壓這個穴位。另外女性生理期，包括月經不調、白帶偏多、痛經這些的症狀也可以透過這個穴位來緩解。按壓時要輕柔或稍微用刮痧板的方式去輕刮，一次刮 15-20 下到微微出痧即可。

中瀆穴

按壓時間：一次 10～15 秒，重複 10 次

它的位置在大腿外側膕橫紋上約 5 寸的距離。

這個穴位能夠處理的也是偏向膽經的症狀，比如膽結石、膽囊炎、膽絞痛，因為它在膝蓋往上走，所以可以處理膝關節、坐骨神經疼痛，還有下肢半身不遂這些症狀。還有，可以祛風化濕、活通經絡，處理膽的問題與下肢痠麻脹、無力偏癱這些的症狀。

陽陵泉穴

按壓時間：一次 10～15 秒，重複 10 次

它的位置在大腿外側、膝蓋下方，腓骨頭前側下方約 1 寸凹陷處。

按壓這個穴位的主要功效有：疏泄肝膽、清利濕熱，舒筋活血、強健膝蓋。由於它屬於膽經，足少陽膽經的循行有經過下陰部，所以這個穴位也可以緩解女性的白帶、生理期分泌物比較多的症狀。此外，對於肝氣鬱結，尤其一些下半身肌肉比較僵硬，或者上半身的肩頸、手部關節僵硬，也就是任何跟筋還有韌帶關節有關的問題，都可以按壓。

陽交穴

按壓時間：一次 10～15 秒，重複 10 次

它的位置小腿外側部，外踝尖上 7 寸，腓骨後凹陷處。

這個穴位有腓腸肌外側的皮神經。主要功用在祛風除濕利關節、寧神定志，所以對於一些情緒問題，包括：癲狂、躁鬱症、精神性的疾病、睡眠不好、多夢狂躁有一定的功效。由於它的位置在膝關節的區域，所以對於膝關節的疼痛，或是腳麻、坐骨神經疼痛，都有改善的效果。按的時候用手指關節去做垂直按壓。

丘墟穴

按壓時間：一次 10～15 秒，重複 10 次

它的位置在足外踝前下方，伸腳趾長肌肌腱外側凹陷處。

現代的醫學研究認為，透過丘墟穴去做強刺激按壓，有助膽囊收縮，也就是讓膽汁的分泌更好，讓膽管擴張，就能改善慢性膽囊炎，對於膽汁分泌異常所造成的消化功能障礙，也有所改善。

33 側犁鋤式

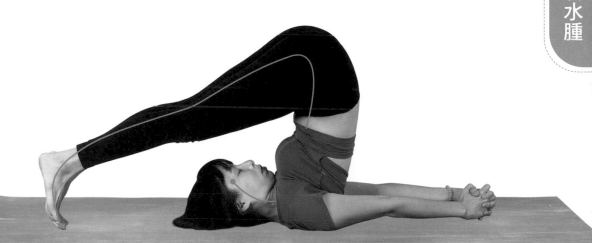

達到養顏美容，讓身體回春

側犁鋤式是利用側邊扭轉，加上倒立的運用強化身心功能。倒立有一個很棒的說法就是心臟高於你的頸部頭部，所以心臟的血液會快速回流到你的頸部、頭部，達到養顏美容跟站姿前彎也是一樣的概念，所以有回春的體位法，通常通常是心臟高於頸部跟頭部的練習。

其次，原本我們的身體都已經習慣地心引力地下沉力量，透過一點點地倒立，對抗地心引力，就有一些翻轉的效果，也讓血液反覆的沖刷，就像潮汐一樣的按摩我們身體清理不到的部位，把他再清洗乾淨。

做這個體位，要先從攤屍式開始，一樣帶幾個呼吸法，確認自己的呼吸狀態穩定後，再進行下一個動作。雙腳併攏，雙腳放在身體左右兩側，慢慢把你的腳跟往臀部的方向靠近，雙手依然放在臀部左右兩側，調整好呼吸，腳往下蹬，臀部翻轉向天空，雙手支撐髖關節，慢慢的往上推，把膝蓋，立定在眉心，吐氣時，慢慢把手離開腰側，當側犁鋤式穩定好後，吸氣，保持好確認沒有頭暈的問題，可以自由移動腳趾頭往右走多一點點，扭轉肝經跟膽經，再回正走到左側，這時請注意你的頸部是保持彈性而且是有空間呼吸的，不要去壓縮頸部。回正時把雙手輕輕的解開，手去撐著後背，慢慢的翻滾回到休息式。

1 預備動作

先從攤屍式開始，一樣帶幾個呼吸法，確認自己的呼吸狀態穩定後，再進行下一個動作。

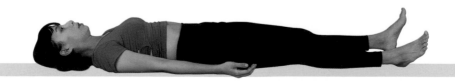

2 把腳跟往臀部靠近

雙腳併攏放在身體左右兩側,慢慢把腳跟往臀部方向靠近,雙手依然放在臀部左右兩側。

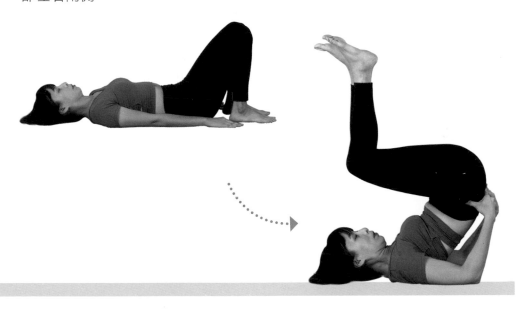

3 翻轉臀部立定在眉心

吸氣、吐氣,腳往下蹬,臀部翻轉向天空,手去支撐髖關節,慢慢的往上推,讓尾椎骨朝向上方多一點,慢慢的把膝蓋,立定在眉心。

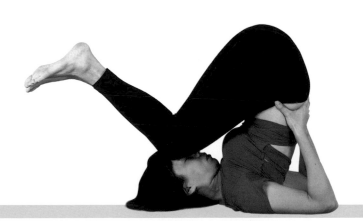

4 腳放下來，手離開腰側十指交扣

吸氣腹部鼓起來，吐氣時把手離開腰側十指交扣，支撐著身體，把頸部往後拉，讓頸部拉出空間，才不會出現暈眩的問題。

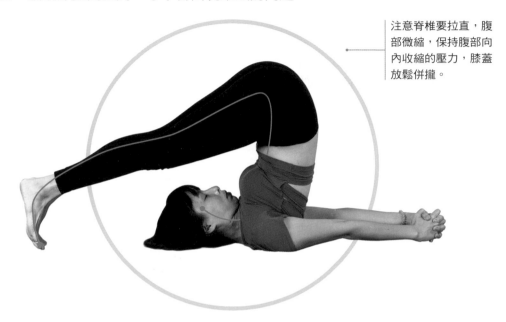

注意脊椎要拉直，腹部微縮，保持腹部向內收縮的壓力，膝蓋放鬆併攏。

5 雙手解開回到休息式

回正，將雙手解開，膝蓋慢慢回到眉心中央，手去撐著後背，慢慢的翻滾就像球一樣往前滾下來，再回到休息式。

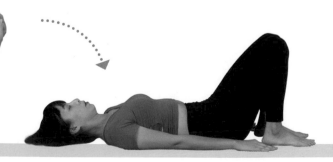

34 聖哲馬里奇式

1 預備動作

從 L 型的預備式，開始確認臀部的骨頭是坐在瑜伽墊上，腳趾頭朝向天空雙手放在臀部的左右兩側。

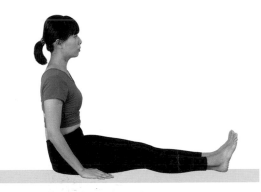

2 右膝蓋彎曲

先做右側，將右膝蓋彎曲，右腳腳趾盡可能就往左膝蓋內側。

右腳如果可以往內扣就用腳掌往內走，如果腳掌容易翻開，可以用左手掌稍往內推，幫助大腿跟小腿更密合。

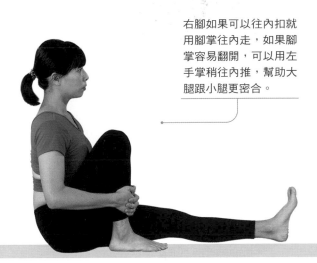

POINT

● 膽經從足外側沿著小腿向上到頭部，是一條從頭到腳的經絡，用聖哲馬里奇式來暢通膽經上的京門、帶脈、中瀆、陽陵泉、陽交、丘墟等穴，就能達到抒解氣結暢通膽經的功效。

3 右膝蓋彎曲

用左手掌，扶著右小腿，讓大腿跟右小腿更靠近。手肘窩放在右膝蓋前側，翻轉右手臂到大腿後側，左手滑到右手旁交扣。

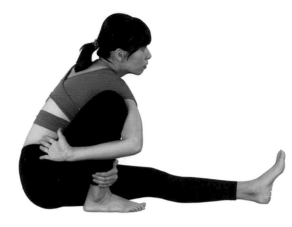

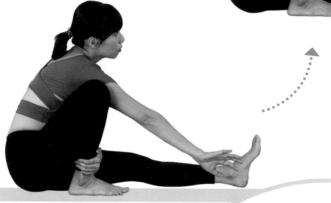

4 吐氣時腹部內收

鼻子吸氣、吐氣，吸氣時抬頭挺胸，吐氣時，把腹部內收，加深肝膽經的按摩。吸氣時把雙手、腳解開，回到坐姿休息式。

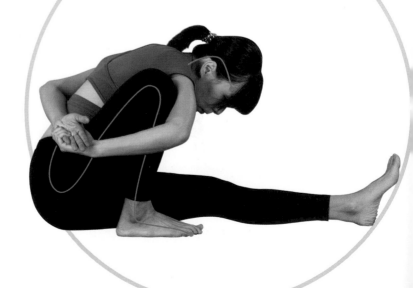

35 風車式

1 預備動作

把你的雙腳開展二倍肩膀的寬度，手扶腰側。

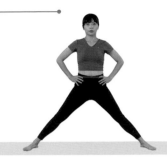

這個體位法也是肝經跟膽經，做多一點的扭轉。同時這個體位法幫助你的脊椎更深層的扭轉，以及翻轉肩膀。

2 臀部往後推

吸氣，把腹部鼓起來，吐氣臀部往後推，胸腔往前延伸與身體來到平行的位置。

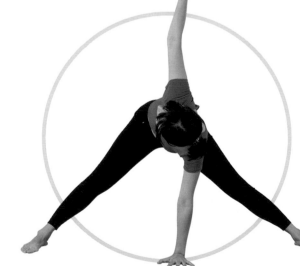

3 右手貼瑜伽墊，左手向上翻轉

先把右手貼瑜伽墊，吸氣，左手向上翻轉，保持穩定後，吐氣，左手放下來，換右手往上延伸，做連續的動作。

POINT

● 膽經是一條從頭到腳的經絡，利用風車式左右翻轉的方式，暢通膽經上的京門、帶脈、中瀆、陽陵泉、陽交、丘墟等穴，達到暢通膽經的功效。

排毒防病瑜伽

門閂式側彎

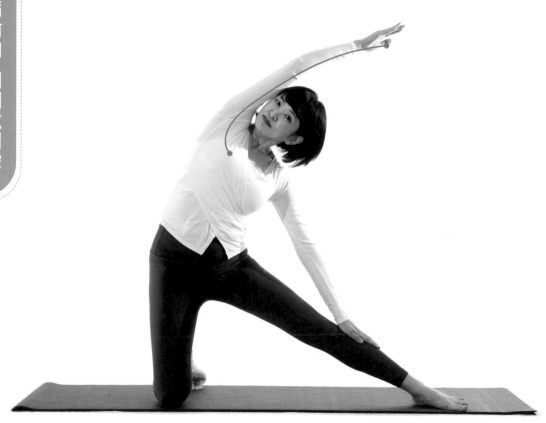

暢通經絡：肺經

排毒防病效果

　　拉伸手臂時，可以讓表層肌肉不再緊繃，也就不會釋放收縮訊息給大腦，如此一來，就可以深入身體的結締組織，讓通過手臂上的肺經氣血能流動的更順暢，同時還能通調肺經上的太淵、孔最等穴位，達到肺部排毒、預防呼吸系統疾病的效果。

排毒防病瑜伽
新月式

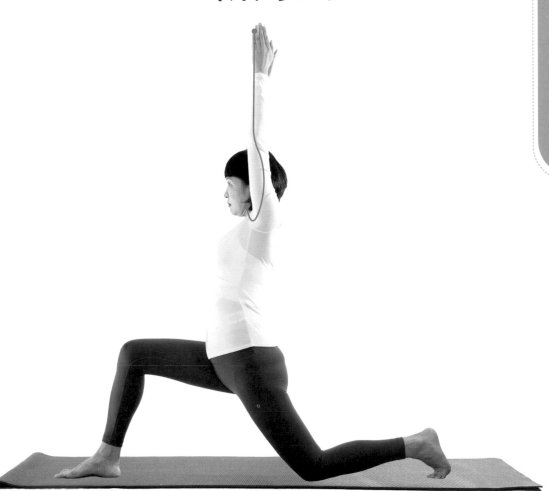

暢通經絡：小腸經

排毒防病效果

　　透過新月式的拉伸，可以暢通小腸經經絡從腋下到體表，沿著前臂外後側到肩胛骨最高處，最後到達小指指端。主要在排從脖子到肩胛骨再到手指端這一段經絡的毒。除了新月式，也可以利用魚式及金字塔式來進行身體排毒、緩解不適。

排毒防病瑜伽

駱駝式

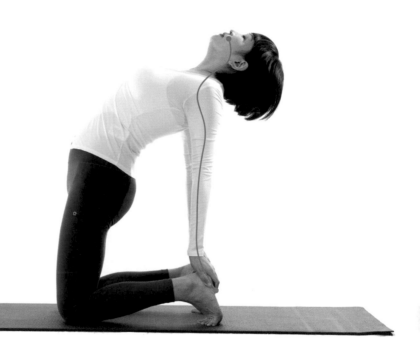

暢通經絡：大腸經

排毒防病效果

　　進行駱駝式時，利用手臂來撐起全身的重量，就如同在對大腸經的經絡，以及經絡上的穴位，包括：合谷穴、陽谿穴、手三里穴以及曲池穴施加壓力，透過如同按摩一般的按壓，就能讓整條經排毒更加順暢。

排毒防病瑜伽
仰臥英雄式

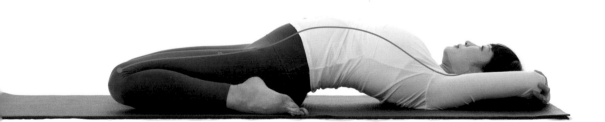

暢通經絡： 胃經

排毒防病效果

　　仰臥英雄式會大量的牽引到腹腔力量，同時加壓你的小腿、大腿延展，讓胸腔全面的開展，同時下半身持續地加壓瑜伽墊，加壓到你的胃經，所以在這個過程中，透過呼吸來調解你的情緒、調節你的感官，排出心靈毒素。

排毒防病瑜伽
弓式

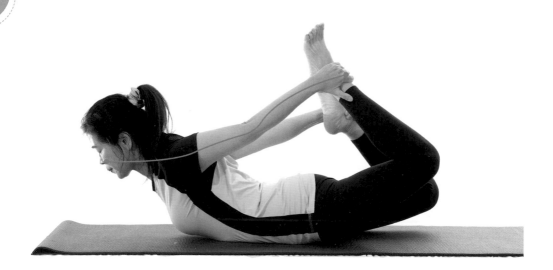

暢通經絡：大腸經

排毒防病效果

　　當大腸經長期累積毒素，下半身的血液循環變慢，不僅容易產生肥胖，且會有體臭的情況發生。若為大腸經裡有層層的毒素堆積，皮膚也會變得粗糙、容易出現痘痘或者是濕疹，甚至出現斑點。因此除了弓式還可藉由站姿樹式側彎、駱駝式等體位法，或者按壓合谷、陽谿、手三里、曲池等穴位來緩解。

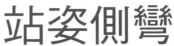

排毒防病瑜伽

站姿側彎

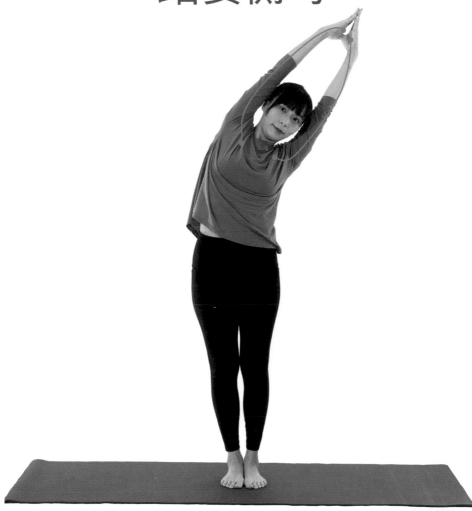

暢通經絡：肺經

排毒防病效果

　　做站姿樹式側彎這個動作時，在左右延展的過程當中，能運動到肺經的內外，以及肺經的內外都會被擴張、被延展到。當肋骨打開，肺臟就有空間去擴張，達到肺部排毒、改善呼吸狀態。

提神醒腦早晨瑜伽
下犬式

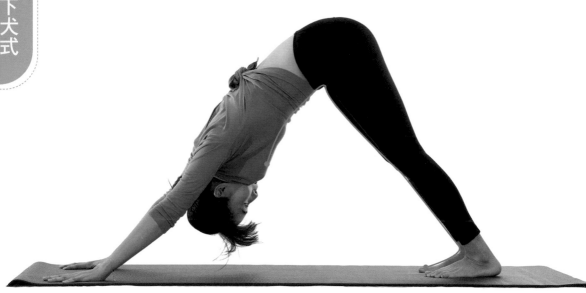

暢通經絡：肝經

提神醒腦效果

　　進行下犬式來疏通全身的氣血跟津液，確保這些運行不受阻，就能讓頭腦更清晰，身體不疲勞。因為肝可以調暢氣機，也就是氣的升降出入，全身的健康跟氣血循環，在早晨進行下犬式的瑜伽動作，讓肝經不受阻，暢通全身氣機，就能提神醒腦，元氣滿滿迎接新的一天。

提神醒腦早晨瑜伽
站姿前彎

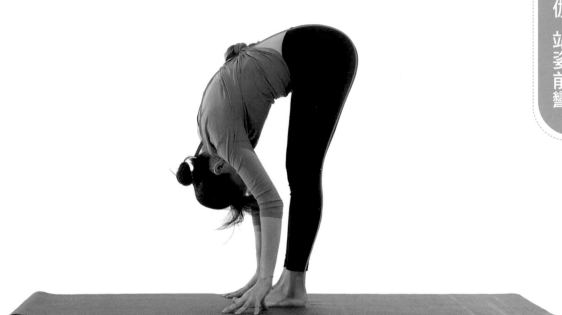

暢通經絡：膀胱經

提神醒腦效果

　　因為當你站著的時候，心臟是處於比較高的位置，所以回流速度沖刷是快速的，因此這個體位法，可以快速的緩解一早焦慮緊繃的情緒，讓紛亂的思緒慢慢的沉澱下來，心臟稍稍放鬆按摩，讓呼吸也變得更沉穩的迎接嶄新的一天。

提神醒腦早晨瑜伽

站姿後仰

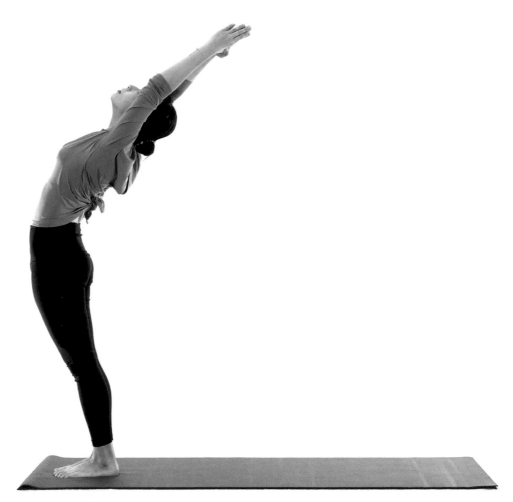

暢通經絡：腎經

提神醒腦效果

　　做這個動作因為它是從腳底到肚臍往上延展，甚至是從肚臍腹部到胸腔的動作，所以可以以暢通腎經。進行時用腳往下踩的力量向上延伸，就如同腎經走的穴位一樣，將身體向上延展，讓腎經保持暢通，讓一天的活力更俱足。

提神醒腦早晨瑜伽

蜥蜴式

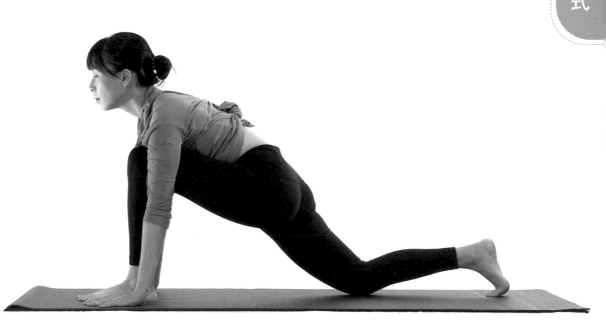

暢通經絡：胃經

提神醒腦效果

　　胃經經絡是從鼻翼兩側，向下進到軀幹、胃然後連接到大腿，再從大腿前外側往下，走到足大趾與脾經相連接。所以透過蜥蜴式對這條經絡以重力加壓，同時想像著透過按壓的過程，將呼吸送入，深入我們體內的結締組織，疏通經絡，讓精神更好。

187

安定情緒助眠瑜伽
新月式

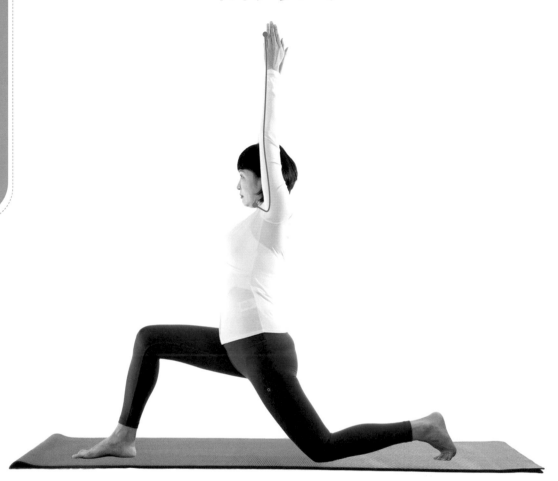

暢通經絡：小腸經

安定情緒助眠效果

　　透過新月式的拉伸，可以暢通小腸經經絡從腋下到體表，沿著前臂外後側到肩胛骨最高處，最後到達小指指端。配合深呼吸，來達到安定情緒，同時還能安定神經，不再睡不著、淺眠或難入眠。

安定情緒助眠瑜伽

魚式

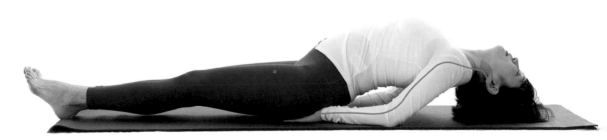

暢通經絡：小腸經

安定情緒助眠效果

　　魚式是把注意力放在支撐身體的兩手手臂，進行時透過呼吸，去感受小腸經的經絡被暢通；小腸經的每一個穴位，都被一一的按壓過，同時透過開展胸腔的過程，配合深呼吸，讓心緒沉澱，更好入眠。

安定情緒助眠瑜伽

駱駝式

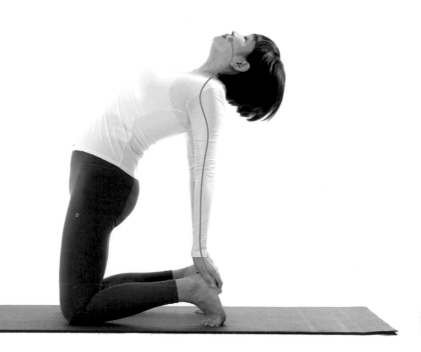

暢通經絡：大腸經

安定情緒助眠效果

　　進行駱駝式時，利用手臂來撐起全身的重量，就如同在對大腸經的經絡，以及經絡上的穴位，包括：合谷穴、陽谿穴、手三里穴以及曲池穴施加壓力，透過如同按摩一般的按壓，就能讓整條經絡更加通暢。

安定情緒助眠瑜伽

眼鏡蛇式

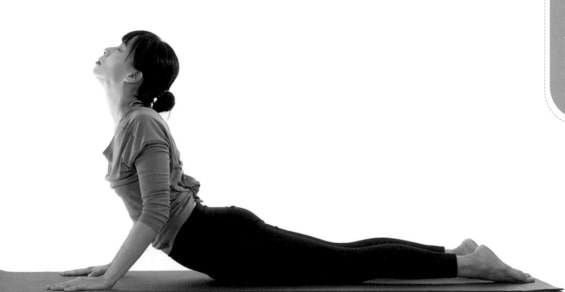

暢通經絡：心包經

安定情緒助眠效果

　　讓頭頸、胸腔朝向天空，把手當成支柱，在這個過程裡面用到手的力量就是心包的力量，手撐瑜伽墊的時候胸腔挺出來會拉展到你的心包經，幫助到消化系統，還有緩解全身的疲倦，讓睡眠問題跟著消失。

台灣廣廈 國際出版集團
Taiwan Mansion International Group

國家圖書館出版品預行編目（CIP）資料

中醫經穴瑜伽：史上第一本！結合中醫養生理論X穴道按摩X瑜伽動作，給你
最全面的抗病指南！/邱伯恩，黃靖雅，林淑鈴，彰化秀傳暨彰濱秀傳紀念醫院
樂活自然療癒中心作. -- 新北市：臺灣廣廈有聲圖書有限公司, 2022.12
　　面；　　公分
ISBN 978-986-130-565-3(平裝)
1.CST: 經穴 2.CST: 按摩 3.CST: 瑜伽

413.915　　　　　　　　　　　　　　　　　　　111018007

中醫經穴瑜伽
：史上第一本！結合中醫養生理論X穴道按摩X瑜伽動作，給你最全面的抗病指南！

作　　　者／邱伯恩，黃靖雅，林淑鈴，彰化秀傳暨彰濱秀傳紀念醫院樂活自然療癒中心
編輯中心編輯長／張秀環　　　　　　　　插　　畫／朱家鈺
封面設計／何偉凱　　　　　　　　　　　內頁排版／菩薩蠻數位文化有限公司
製版・印刷・裝訂／東豪・承傑・秉成

行企研發中心總監／陳冠蒨　　　　　　線上學習中心總監／陳冠蒨
媒體公關組／陳柔兪　　　　　　　　　數位營運組／顏佑婷
綜合業務組／何欣穎　　　　　　　　　企製開發組／江季珊、張哲剛

發　行　人／江媛珍
法律顧問／第一際法律事所余淑杏律師・北辰作權事所律
出　　版／台灣廣廈
發　　行／台灣廣廈有聲圖書有限公司
　　　　　地址：新北市235中和區中山路二段359巷7號2樓
　　　　　電話：（886）2-2225-5777・傳真：（886）2-2225-8052

代理印務・全球總經銷／知遠文化事業有限公司
　　　　　地址：新北市222深坑區北深路三段155巷25號5樓
　　　　　電話：（886）2-2664-8800・傳真：（886）2-2664-8801
郵政劃撥／劃撥帳號：18836722
　　　　　劃撥戶名：知遠文化事業有限公司（※單次購書金額未達1000元，請另付70元郵資。）

■出版日期：2022年12月　　　　　　　■初版4刷：2024年8月
ISBN：978-986-130-565-3